Sandra L

La Iatrogénie médicamenteuse

Sandra Bourlon Balichard

La Iatrogénie médicamenteuse

Problèmes spécifiques à la pédiatrie - enquête au CHU de Tours

Presses Académiques Francophones

Impressum / Mentions légales

Bibliografische Information der Deutschen Nationalbibliothek: Die Deutsche Nationalbibliothek verzeichnet diese Publikation in der Deutschen Nationalbibliografie; detaillierte bibliografische Daten sind im Internet über http://dnb.d-nb.de abrufbar.

Alle in diesem Buch genannten Marken und Produktnamen unterliegen warenzeichen-, marken- oder patentrechtlichem Schutz bzw. sind Warenzeichen oder eingetragene Warenzeichen der jeweiligen Inhaber. Die Wiedergabe von Marken, Produktnamen, Gebrauchsnamen, Handelsnamen, Warenbezeichnungen u.s.w. in diesem Werk berechtigt auch ohne besondere Kennzeichnung nicht zu der Annahme, dass solche Namen im Sinne der Warenzeichen- und Markenschutzgesetzgebung als frei zu betrachten wären und daher von jedermann benutzt werden dürften.

Information bibliographique publiée par la Deutsche Nationalbibliothek: La Deutsche Nationalbibliothek inscrit cette publication à la Deutsche Nationalbibliografie; des données bibliographiques détaillées sont disponibles sur internet à l'adresse http://dnb.d-nb.de.

Toutes marques et noms de produits mentionnés dans ce livre demeurent sous la protection des marques, des marques déposées et des brevets, et sont des marques ou des marques déposées de leurs détenteurs respectifs. L'utilisation des marques, noms de produits, noms communs, noms commerciaux, descriptions de produits, etc, même sans qu'ils soient mentionnés de façon particulière dans ce livre ne signifie en aucune façon que ces noms peuvent être utilisés sans restriction à l'égard de la législation pour la protection des marques et des marques déposées et pourraient donc être utilisés par quiconque.

Coverbild / Photo de couverture: www.ingimage.com

Verlag / Editeur:
Presses Académiques Francophones
ist ein Imprint der / est une marque déposée de
AV Akademikerverlag GmbH & Co. KG
Heinrich-Böcking-Str. 6-8, 66121 Saarbrücken, Deutschland / Allemagne
Email: info@presses-academiques.com

Herstellung: siehe letzte Seite /
Impression: voir la dernière page
ISBN: 978-3-8381-7834-9

UNIVERSITE DE NANTES
FACULTE DE PHARMACIE

Année 2004   N°

MEMOIRE DU DIPLOME D'ETUDES SPECIALISEES DE PHARMACIE HOSPITALIERE ET DES COLLECTIVITES

Soutenu devant le jury interrégional
Le 08 octobre 2004
Par **Sandra BOURLON**
Née le 30 octobre 1974 à Clermont Ferrand (63)

Conformément aux dispositions de l'Arrêté du 06 mai 1987 tient lieu de :

THESE POUR LE DIPLOME D'ETAT DE DOCTEUR EN PHARMACIE

LA IATROGENIE MEDICAMENTEUSE : PROBLEMES SPECIFIQUES A LA PEDIATRIE - ENQUETE AU CHU DE TOURS

JURY :

Président :   M. Christian MERLE, Professeur de Pharmacie Galénique
Membres du Jury : Mme Pascale JOLLIET, Professeur de pharmacologie
                     M. Daniel ANTIER, Maître de Conférences en Pharmacie
                     Clinique
                     M. Philippe MEUNIER, Pharmacien Hospitalier
                     M. Patrick THOMARE, Pharmacien Hospitalier

A Monsieur MERLE

Pour l'honneur que vous me faites d'avoir accepté la présidence du jury de cette thèse

Sincères remerciements

A Madame JOLLIET

Pour m'avoir accueillie chaleureusement au sein de votre service
Pour m'avoir sensibilisée à la pharmacovigilance et aux problèmes de iatrogénie
Pour l'honneur que vous me faites de participer à ce jury

Sincères remerciements

A Monsieur MEUNIER

Pour m'avoir guidée, soutenue et encouragée tout au long de ce travail
Pour votre disponibilité
Pour les longs moments passés à évoquer notre pays
Pour votre participation à ce jury

Sincères remerciements

A Monsieur THOMARE

Pour le temps et l'attention que vous avez consacré à ce travail
Pour m'avoir accueillie dans votre service
Pour l'honneur que vous me faites de participer à ce jury

Sincères remerciements

A Monsieur ANTIER

Pour avoir bien voulu juger ce travail
Pour avoir accepté de participer à ce jury

Sincères remerciements

A Monsieur CHANTEPIE

Pour m'avoir autorisée à réaliser cette étude au sein de son service

Sincères remerciements

Au service de Pédiatrie A de l'hôpital Clocheville

Pour l'accueil des infirmières, puéricultrices, auxiliaires puéricultrices et des médecins du service
Pour leur gentillesse, leur participation et leurs précieux conseils concernant le déroulement de ce travail

Sincères remerciements

A maman et papa

Pour votre amour, pour m'avoir donné confiance en moi,
Pour m'avoir permise de poursuivre mes études
Pour votre soutien et m'avoir encouragée dans les moments difficiles
Pour avoir fait de moi ce que je suis aujourd'hui

Je vous remercie

A Alexandre

Sans qui je n'aurais pas terminé mon internat
Merci pour tout le temps passé dans la voiture, le train, l'avion, pour nos nombreux déménagements et pour tes sacrifices
Pour avoir accepté de quitter l'auvergne pour une région lointaine et avoir bien voulu tenter l'aventure à deux
Merci pour ton soutien, ton amour et ta force dans les moments de doute
Merci pour m'avoir supportée sans jamais rien dire

A mon petit frère et Stéphanie

Merci pour ton aide précieuse, tes conseils
et tes cours particuliers notamment concernant les potentiels pH
Merci pour tous nos moments de complicité et de bonheur partagé
Merci pour m'avoir fait rencontrer Alexandre

A Murielle

Pour les moments passés à discuter de l'internat, de notre avenir et surtout de notre vie personnelle

Pour ces précieux conseils concernant mon inter CHU à Clermont Ferrand

A Armelle, Noëlle, Stéphanie, Romain, Xavier, Alban, Thomas

Pour les moments partagés à l'internat, les fous rires, les déprimes

A ma famille

A mes amis

Je dédie cette thèse

A Eliott

La plus belle réussite de ma vie,
La meilleure raison au monde pour
enfin terminer mes études

A Evan et Lilly

Qui sont venus agrandir ma belle
famille

TABLE DES MATIERES

TABLE DES MATIERES

TABLE DES MATIERES 1

LISTE DES ABREVIATIONS ET SYMBOLES UTILISES 6

INTRODUCTION 8

1ERE PARTIE : LA IATROGENIE MEDICAMENTEUSE 11

1   Définitions 12

2   Incidence et prévalence 14
    2.1   Définition 14
    2.2   En France 15
    2.3   A l'étranger 15
    2.4   Impact économique 16

3   Classification des iatrogénies 17
    3.1   Selon le retentissement clinique de l'erreur 17
    3.2   Selon le préjudice 17
    3.3   Selon le mécanisme de production de l'erreur 18
    3.4   Selon si l'erreur est directement imputable aux effets indésirables .. 18

4   Origines et causes des iatrogénies 19
    4.1   Différentes origines de la iatrogénie 19
    4.2   Différentes causes de la iatrogénie 19
        4.2.1   Communes aux différents acteurs (prescripteur, infirmière, pharmacien) ... 19
        4.2.2   Liées à la pratique médicale 20
        4.2.3   Liées à la pratique infirmière 20
        4.2.4   Liées à la pratique pharmaceutique 20
        4.2.5   Relatives à l'organisation du circuit du médicament 21
        4.2.6   Exemples 21

5   La responsabilité pharmaceutique et médicale 22

6   Mesure des évènements iatrogènes 23
    6.1   Les différentes méthodes d'analyse 23
        6.1.1   L'analyse des dossiers médicaux 23
        6.1.2   La notification spontanée anonyme 23

6.1.3 Rapport d'incidence 24
6.1.4 Observation directe 24
6.1.5 Analyse des défaillances et incidents.....................................24
6.1.6 Détection biologique des médicaments 24
6.1.7 Double contrôle de la dispensation 24
6.1.8 Analyse des omissions par les retours (non administrés) à la
pharmacie 25
6.2 Limites de ces méthodes 25

7 Recommandations pour la prévention des erreurs médicamenteuses......25

8 Cas de la pédiatrie 27
8.1 La iatrogénie en pédiatrie 27
8.2 Les besoins en pédiatrie 28
8.3 Les difficultés pour l'évaluation des médicaments en pédiatrie.......30
8.3.1 Particularités pharmacologiques 30
8.3.1.1 Au niveau de la pharmacocinétique...............................30
8.3.1.1.a L'absorption et la résorption des médicaments 31
8.3.1.1.b La distribution et la liaison aux protéines plasmatiques32
8.3.1.1.c Bio transformation des médicaments.........................32
8.3.1.1.d Excrétion 33
8.3.1.2 Au niveau pharmacodynamique 34
8.3.2 Difficultés de mise en place d'essais cliniques....................34
8.3.3 Difficultés d'évaluation des effets indésirables 35

9 Conclusion 36

2EME PARTIE : ENQUETE PROSPECTIVE 37

1 Patients et méthodes..38
1.1 Choix de la méthode d'enquête 38
1.2 Choix du service 39
1.3 Mise en place de l'enquête...40
1.4 Méthodologie 41

2 Résultats..44
2.1 Prescriptions médicales..45
2.1.1 Conformité des prescriptions médicales 48
2.1.2 Les médicaments prescrits 48
2.1.3 Répartition par voie d'administration 52
2.1.4 Interactions médicamenteuses 53
2.1.5 Effets indésirables médicamenteux 53
2.2 Préparations des unités thérapeutiques 54

2.3 Administration des médicaments...56
2.4 Analyse des résultats..58
    2.4.1 Les prescriptions..58
        2.4.1.1 Conformité au référentiel..58
        2.4.1.2 Les médicaments prescrits..58
        2.4.1.3 Les anomalies des prescriptions 59
        2.4.1.4 Les erreurs de prescriptions 59
    2.4.2 Les préparations des doses à administrer et les reconstitutions.60
    2.4.3 Les administrations 61
2.5 Comparaison avec les résultats obtenus en chirurgie viscérale
pédiatrique 62
    2.5.1 Les prescriptions 62
    2.5.2 Les préparations et administrations des médicaments 63

3 Discussion...64
3.1 Les réponses immédiates 64
    3.1.1 Les génériques 65
    3.1.2 Les préparations injectables..66
    3.1.3 Les préparations orales 67
3.2 A moyen terme...69
    3.2.1 Les préparations orales 69
    3.2.2 Le livret thérapeutique 72
3.3 A long terme 73
    3.3.1 Optimisation de l'information 73
    3.3.2 Evolution des choix lors des appels d'offre.............................74
    3.3.3 Prescription informatique 74
    3.3.4 Projet de centralisation de reconstitution des injectables 75
    3.3.5 Dispensation nominative...75

4 Conclusion 75

CONCLUSION GENERALE 78

ANNEXES...81

1. Annexe 1 : Feuille de prescription individuelle journalière du service de
pédiatrie A..83

2. Annexe 2 : Fiche de recueil des prescriptions médicales...................88

3. Annexe 3 : Fiche de recueil des préparations des médicaments..........90

4. Annexe 4 : Fiche de recueil des administrations des médicaments..92

5. Annexe 5 : Traitement de l'œsophagite et du reflux gastro œsophagien compliqué chez l'enfant..93

BIBLIOGRAPHIE 96

LISTE DES ABREVIATIONS ET SYMBOLES UTILISES

LISTE DES ABREVIATIONS ET SYMBOLES UTILISES

AAQTE : Association pour l'Assurance Qualité en Thérapeutique et l'Evaluation

AFSSAPS : Agence Française de Sécurité Sanitaire des Produits de Santé

AMM : Autorisation de Mise sur le Marché

ASHP: American Society of Health-System Pharmacist

C.CLIN : Centre de Coordination interrégional de la Lutte contre les Infections Nosocomiales

CHU : Centre Hospitalier Universitaire

CRPV : Centre Régional de Pharmacovigilance

DCI : Dénomination Commune Internationale

DESS : Diplômes d'Etudes Supérieures Spécialisées

DGS : Direction Générale de la santé

DJIN : Dispensation Journalière Individuelle Nominative

DRESS : Direction de la Recherche des études de l'évaluation et des statistiques

ESCP: European Society Clinical Pharmacy

FDA: Federal Drug Administration

HTA : Hypertension Artérielle

IGAS : Inspection Générale des Affaires Sociales

IM : Intra musculaire

IR : Insuffisance Rénale

IV : Intra veineux

JO : Journal Officiel

Kg : Kilogramme

mg : Milligramme

ml : millilitre

µg : micro gramme

OMS : Organisation Mondiale de la Santé

PUI : Pharmacie à usage intérieur

RCP : Résumé des Caractéristiques du Produit

SFPC : Société française de Pharmacie Clinique

UPSI : Unité Pédiatrique de Soins Intensifs

USA: United States of America

INTRODUCTION

INTRODUCTION

La gestion du risque iatrogène en milieu hospitalier est devenue une préoccupation grandissante des centres hospitaliers mais également des pouvoirs publics.

En effet, la mortalité, morbidité, prolongation du séjour hospitalier et augmentation des coûts inhérents expliquent cet intérêt et le désir d'améliorer la gestion des évènements iatrogènes. De plus, la loi du 4 mars 2002 relative aux droits des malades et à la qualité du système de santé [1 ; 2] insiste sur l'importance de la gestion du risque iatrogène afin de réduire la fréquence de ces évènements et la prévalence de la iatrogénie médicamenteuse hospitalière.

L'une des difficultés dans cette prise en charge est tout d'abord de définir la iatrogénie. En effet, on retrouve un vocabulaire varié et de nombreuses définitions regroupant la même notion "d'évènements iatrogènes". Les causes et origines des iatrogénies peuvent également être très variables entraînant un nombre important de paramètres différents impliqués et des répercussions plus ou moins graves pour le patient. La première partie de ce travail sera consacrée à définir les critères permettant de qualifier des évènements iatrogènes et de déterminer les différents niveaux de gravité possible. Une synthèse bibliographique permettra d'analyser les études déjà réalisées en France et à l'étranger et plus particulièrement en ce qui concerne la pédiatrie afin de déterminer les taux d'incidence relatifs à ce problème. Les aspects réglementaires et de l'ordre de la responsabilité seront également abordés.

La iatrogénie médicamenteuse chez l'enfant est un problème d'autant plus d'actualité qu'il existe peu d'études pédiatriques pour les médicaments malgré de fréquentes utilisations de ceux-ci en dehors des critères d'autorisation de mise sur le marché et des précautions d'emploi. En effet, les médicaments restent peu adaptés tant au niveau du conditionnement, de la formulation galénique que de la posologie et du mode d'administration. Nous proposerons une analyse relative à cette problématique.

Enfin, ce travail appréhendera au sein d'un hôpital pédiatrique l'importance de la iatrogénie : sa fréquence, ses causes et conséquences pour les patients et l'établissement hospitalier. Une comparaison sera réalisée avec les données de la littérature existantes.

A partir de cet état des lieux, des recommandations, notamment pour l'utilisation des médicaments initialement non adaptés à la pédiatrie, pourront être établies afin de prévenir ces évènements iatrogènes et d'uniformiser les pratiques au sein des différents services. Le service de pharmacie proposera des solutions afin de limiter l'utilisation de médicaments dans de mauvaises conditions (préparation et administration).

Ce travail s'inscrit dans la continuité du projet de sécurisation du circuit du médicament au CHU de Tours dont le programme commence par l'informatisation des prescriptions. Il complète une première étude réalisée dans 3 services différents dont celui de chirurgie viscérale pédiatrique [3].

1ère PARTIE : LA IATROGÉNIE MÉDICAMENTEUSE

1ère PARTIE : LA IATROGÉNIE MÉDICAMENTEUSE

1   Définitions

L'une des principales difficultés pour l'étude de la prévalence, de l'incidence de la iatrogénie et de son impact est d'arriver à définir les différents évènements entrant dans ce cadre.

En effet, de nombreux termes et définitions existent pour décrire la iatrogénie et les évènements s'y rapportant.

Il convient donc, avant de lancer toute étude, de choisir les termes employés et de déterminer la définition à laquelle ils répondent afin d'établir clairement les limites de ce travail.

La littérature nous a permis de lister différents termes parmi les plus employés. On retrouve fréquemment :

- iatrogénie / iatrogénique / iatrogène
- iatropathologie / iatropathologie médicamenteuse
- risque iatrogène / évènement iatrogène
- erreur médicamenteuse / accident thérapeutique médicamenteux
- effet indésirable
- accident médical

Le terme "iatrogène" répond aux définitions suivantes :

- se dit d'un trouble ou d'une maladie provoqué par un acte médical ou par les médicaments même en l'absence d'erreur du médecin (Petit Larousse 2004)

-    se dit d'une maladie causée par un traitement médical (Hachette 2003)

- Qui est provoqué par le médecin ou par le traitement médical (Petit Robert 2002)

- Qui est provoqué par le médecin, par un médicament ou par une thérapeutique (Hachette 2001)

- Qui est occasionné par l'intervention du praticien (office de la langue française 1990)

- se dit d'un trouble ou d'une maladie qui est provoqué par le médecin, le plus souvent suite au traitement (Dictionnaire médical MASSON 3ème édition)

Le terme « iatrogénie » provient du grec *iatros* = médecin et *génos* = origine, cause ou *gennan* = engendrer.

Il signifie selon l'ouvrage de pharmacie clinique et thérapeutique (2000) [4] "qui est provoqué par le médecin". La conférence nationale de santé (1996) [5; 6] définit la iatrogénie comme "Toute pathogénie d'origine médicale au sens large, compte tenu de l'état de l'art à un moment donné, qui ne préjuge en rien d'une erreur, d'une faute ou d'une négligence".

Selon le dictionnaire Robert de la langue française (1988) il s'agit de "toute pathologie d'origine médicale" et selon l'office de la langue française (1981) de "pathogénie d'origine médicale".

Le terme "iatrogénique" est défini :

       - selon le dictionnaire de Médecine Flammarion (1994) par "qui est provoqué par le médecin et ses thérapeutiques"

       - selon le dictionnaire de Médecine Dorland (1994) par "le résultat de l'activité médicale, initialement appliqué aux troubles induits chez le malade par l'auto suggestion induite par le contact avec le médecin".

Un "évènement iatrogène" est défini comme étant "un évènement provoqué par un acte médical ou par les médicaments même en l'absence d'erreur du médecin" (Petit Larousse).

En anglais on utilise le terme « adverse event » [7; 8]

Selon l'AAQTE [9], il s'agit de "tout dommage résultant de l'utilisation d'un médicament ou de l'intervention d'un professionnel de santé relative à un médicament".

Le terme "évènements ou effets indésirables" est défini :

       - selon l'OMS [4; 9; 10] comme "une réaction nocive et non voulue d'un médicament se produisant aux posologies normalement utilisées chez l'homme pour la prophylaxie, le diagnostic ou le traitement d'une maladie ou la modification d'une fonction physiologique ou résultant d'un mésusage du médicament ou du produit"

- selon l'office de la langue française (2000) comme "une activité inattendue d'un médicament dans un domaine autre que celui pour lequel il est administré, qui est gênante, dangereuse ou limite l'utilisation du médicament".

En anglais : adverse drug reaction [7] ou adverse drug event.

Enfin la loi du 4 mars 2002 regroupe sous le terme de iatrogénie, les accidents médicaux, les affections iatrogènes et la plupart des infections nosocomiales [1; 2; 11; 12].

Pour notre travail, nous retiendrons **la définition de la conférence nationale de santé pour la iatrogénie** et regrouperons sous le terme d'évènements iatrogènes tout évènement indésirable lié ou non au mésusage des thérapeutiques, que ce soit le fait du médecin, des soignants ou du malade lui-même. De plus, cette définition ne préjugera en rien d'une erreur, faute ou négligence.

Nous exclurons du cadre de notre étude les infections nosocomiales, les tentatives d'autolyse et intoxications médicamenteuses volontaires, accidentelles ou criminelles ainsi que les accidents chirurgicaux.

2   Incidence et prévalence

2.1   Définition

Incidence : Il s'agit, en médecine, du nombre de cas de maladies qui ont commencé ou de personnes qui sont tombées malades pendant une période donnée, dans une population.

Prévalence : Il s'agit, en médecine, du nombre de cas de maladies ou de malades ou de tout autre évènement tel qu'un accident, dans une population donnée, sans distinction entre les cas nouveaux et les cas anciens.

2.2   En France

En France, il existe peu d'études en milieu hospitalier permettant d'apprécier l'importance du prolongement des hospitalisations, les coûts induits et la prévisibilité ou non des accidents iatrogènes.

Toutefois, le rapport Queneau rendu au secrétariat d'état de la santé en 1998 [4; 5] fait état de 6 à 12 % des hospitalisations dues à une iatrogénie médicamenteuse. Il montre également que 14 % des patients [5] sont décédés dans le contexte de l'accident thérapeutique mais ce chiffre reste difficile à établir en l'état actuel des données.

Une étude prospective durant 5 semaines menée en Aquitaine en 1998 [13, 14] a permis d'estimer le risque iatrogène. Selon la méthode choisie le taux d'incidence d'un évènement indésirable grave a été estimé de 10 à 15 % (10,2% [13] et 10,3 % [14]).

Une étude prospective épidémiologie [15] a montré en France une incidence équivalente à ce que l'on a trouvé dans une étude australienne (taux d'incidence de 2,4 et 3,6 %) ainsi qu'aux États Unis (3,1 % et 6,2%).

Une grande variabilité des chiffres et des résultats avancés s'explique par une grande diversité quant à la méthodologie utilisée ou aux malades étudiés. De ce fait les données sont difficiles à comparer.

De plus, en ce qui concerne la pédiatrie il ne semble pas y avoir d'études réalisées dans les hôpitaux français hormis une étude réalisée au CHU de Tours évaluant les erreurs de prescriptions, préparations et administrations des médicaments dans un service de chirurgie viscérale [3].

2.3   A l'étranger

Les expériences étrangères [6] d'évaluation de la iatrogénie (aux Etats Unis, en Australie, au Danemark et en Nouvelle Zélande) montrent un taux d'incidence des évènements indésirables pris en charge dans des établissements de santé entre 4 et 17 %. Dans les hôpitaux anglais une étude rétrospective montre 10,8 % des patients ayant eu des effets indésirables [16] et aux Etats Unis une étude sur les pratiques médicales à Harward trouve 3,7 % des admissions pour effets indésirables.

En Angleterre et en Allemagne, une étude [17] portant sur 3 services différents a montré dans 26 % des cas une erreur au niveau de la préparation et dans 34 % lors de l'administration. Les erreurs les plus communes concernent le débit d'administration, les omissions et les doses préparées (10 %).

Une étude américaine [18] dans des institutions de personnes âgées sur 1 an, montre des effets indésirables graves dans 6 % des cas et sérieux dans 38 %.

Bates et al ont montré dans une étude menée dans 2 hôpitaux sur 6 mois une incidence de 6,5 % d'évènements indésirables médicamenteux par an. Parmi ceux-ci un pourcent était fatal. Les erreurs les plus fréquemment retrouvées concernent les prescriptions (56 %) et l'administration des médicaments (34 %) [19]. Une analyse rétrospective sur 5 ans a été réalisée par la FDA afin d'établir la mortalité due aux erreurs médicamenteuses [20]. Il apparaît un taux de 9,8 % d'erreurs médicamenteuses fatales dont environ 50 % chez des patients de plus de 60 ans. Les principaux types d'erreurs concernaient la dose médicamenteuse ou la voie d'administration. Enfin, les causes les plus retrouvées étaient une erreur de communication et un manque de connaissance ou d'expérience.

Plus particulièrement, en Pédiatrie une étude américaine [21] recense 5,7 % d'évènements indésirables. Une étude [22] plus ancienne avait également montré l'importance de la fréquence des évènements iatrogènes parmi lesquels une dose incorrecte (35%) ou l'administration d'un mauvais médicament (30%) étaient les erreurs les plus fréquemment rencontrées. De même, Schneider et al révèlent dans un service de soins intensifs pédiatriques, en Suisse, une fréquence des erreurs de 26,9 % concernant la préparation et l'administration des médicaments. Les erreurs les plus fréquentes sont des erreurs d'administration, de techniques d'administration ou de préparation des médicaments [23]. A notre connaissance, il s'agit des rares études menées en pédiatrie.

2.4   Impact économique

En dehors de l'aspect humain et médical, les évènements iatrogènes entraînent un coût non négligeable. Leur impact économique inclut : le coût de l'augmentation de la durée de séjour, le coût des traitements induits par ces erreurs, les pertes résultant des préjudices infligés aux patients, les pertes économiques dues aux arrêts de travail et à la perte de production par décès, le coût des recherches ultérieures sur les erreurs.

En France, la charge économique liée aux erreurs médicamenteuses se situerait au-dessus de 1,5 milliards d'euros [12]. Aux Etats Unis, elle excèderait les 100 milliards de dollars par an [24].

Certaines études ont analysé le coût bénéfice de la détection des erreurs médicamenteuses. L'une d'entre elles [25] a montré un bénéfice en terme de coût intéressant. Sur 3540 prescriptions analysées, 351 contenaient des erreurs (9,9 %). Durant une semaine, le temps investi a été chiffré à 285 euros. En parallèle, les bénéfices de ce travail ont été estimés à 9867 euros. L'intérêt économique de la détection des erreurs médicamenteuses semble important au vu de cette étude.

3 Classification des iatrogénies

Il n'existe pas une classification établie pour la gravité des évènements indésirables. On retrouve plusieurs systèmes de classification [4 ; 26 ; 27]. Là aussi un effort de standardisation des méthodes serait souhaitable.

3.1 Selon le retentissement clinique de l'erreur

- erreur de médication mineure
- erreur de médication pouvant potentiellement induire une signification clinique
- erreur de médication avec retentissement clinique potentiellement grave
- erreur de médication avec retentissement clinique potentiellement sévère ou fatal

3.2 Selon le préjudice

- erreur de médication qui ne s'est pas produite
- erreur effective, peu ou pas dommageable
- erreur avec renforcement de la surveillance du patient
- erreur avec conséquences graves
- erreur avec préjudice irréversible
- erreur ayant entraîné la mort du patient

3.3   Selon le mécanisme de production de l'erreur

- erreur d'attention ou de défaillance de mémoire

- erreur de raisonnement : manque de connaissance, mauvaise interprétation du problème, de la situation.

3.4   Selon si l'erreur est directement imputable aux effets indésirables

des médicaments ou si elle est imputable au maniement pratique des médicaments.

Il existe une classification selon la « National coordinating council for medication errors reporting and prevention » **[28 ; 29]**

- Pas d'erreur :
- catégorie A : circonstances ou évènements susceptibles de provoquer une erreur.

- Erreur sans préjudice :
- catégorie B : erreur mais pas jusqu'au patient
- catégorie C : erreur jusqu'au patient sans préjudice
- catégorie D : erreur et surveillance accrue sans préjudice

- Erreur avec préjudice :
- catégorie E : erreur entraînant un traitement ou une intervention, provoquant un préjudice temporaire
- catégorie F : erreur allongeant le séjour hospitalier
- catégorie G : erreur avec préjudice permanent
- catégorie H : erreur avec mise en jeu du pronostic vital

- Erreur avec décès :
- catégorie I : erreur entraînant le décès du patient

4   Origines et causes des iatrogénies

Les natures et causes de la iatrogénie sont multifactorielles et multidisciplinaires.

4.1   Différentes origines de la iatrogénie

L'origine des iatrogénies se définit comme étant l'erreur ayant entraîné la iatrogénie
[30] :

- une erreur de prescription (mauvais médicament, dosage, forme galénique, voie d'administration...)
- une erreur de dosage
- l'administration d'une forme médicamenteuse erronée
- l'administration de médicament détérioré
- une erreur du moment d'administration
- une erreur technique de voie d'administration
- une erreur de reconstitution, de dilution
- une erreur de monitorage
- une erreur d'observance
- une erreur d'omission
- l'administration de médicament non prescrit ou contre indiqué

4.2   Différentes causes de la iatrogénie

Les causes regroupent les évènements étant à l'origine de l'erreur **[30]**.

4.2.1   Communes aux différents acteurs (prescripteur, infirmière, pharmacien)

- erreur de calcul de la posologie et des doses surtout en pédiatrie
- modalités de communication des prescriptions
- méconnaissance du malade et de ses allergies
- connaissance insuffisante du médicament
- charge de travail
- ergonomie de l'environnement de travail

4.2.2   Liées à la pratique médicale

Principalement à la prescription et au choix du traitement [8]

- erreur concernant l'ordonnance, la décision thérapeutique
- erreur concernant le médicament
- erreur de choix pharmacologique
- erreur concernant l'information
- erreur réglementaire et procédurale
- erreur relative aux circonstances de prescription
- erreur concernant la rédaction de l'ordonnance
- erreur concernant la relation avec les prescripteurs
- erreur de lecture et d'interprétation des prescriptions
- substitution des médicaments

4.2.3   Liées à la pratique infirmière

(préparation des unités thérapeutiques et administration)

- confusion entre malades
- confusion entre médicaments
- erreur de dosage
- erreur de préparation des médicaments
- erreur de voie d'administration
- erreur sur les modalités d'administration

4.2.4   Liées à la pratique pharmaceutique

(fabrication, étiquetage, dispensation, délivrance)

- erreur d'étiquetage
- erreur concernant la prescription, la sélection du médicament, la préparation du médicament, la délivrance
- erreur concernant l'information, les interactions
- erreur réglementaire et procédurale
- confusion entre les patients
- confusion entre les médicaments, les formes et identification

4.2.5 Relatives à l'organisation du circuit du médicament

- mode de dispensation
- horaire de fermeture de la pharmacie
- fréquence de la délivrance des médicaments

Parmi ces causes on peut retrouver des erreurs lors :
- de la prescription par le médecin
- de la retranscription par le personnel infirmier
- de la validation et dispensation par le pharmacien
- de l'administration par le personnel infirmier
- de l'adhésion et de la compréhension du traitement par le patient notamment en pédiatrie où une tierce personne intervient dans l'administration du traitement
- d'une mauvaise organisation générale (système de distribution par exemple)
- d'une erreur lors de la préparation, de l'utilisation d'un médicament

4.2.6 Exemples

Le système de mise à disposition des médicaments peut être de plusieurs types dont deux principaux : dispensation globale avec un stockage de médicament dans les unités de soins et dispensation nominale avec des doses unitaires pour chaque patient.

Une première étude, réalisée en France, a permis d'évaluer la fréquence des erreurs médicamenteuses avec ces 2 systèmes. Elle montre un taux d'erreur variant de 2 à 20 % lors d'une distribution globale et de 0,5 à 8 % lors d'une distribution nominative unitaire [31]. Une seconde étude [32] confirme ces chiffres avec un taux d'erreur chutant de 10 et 18 % pour la dispensation globale à 2 et 6 % pour un système de dispensation unitaire. Une étude plus ancienne, réalisée en 1986, avait mis en évidence un taux d'erreur médicamenteuse de respectivement 8,53 % pour le système traditionnel et 0,93 % pour le système nominatif unitaire [33].

La prescription peut également être source d'erreur liée au niveau de connaissance et / ou de communication.

Les erreurs les plus fréquentes [8] sont relatives à la dose, l'allergie, la forme galénique et également à la voie d'administration, aux nombres de prises, à la concentration ou à la vitesse d'administration.

La retranscription de la prescription médicale par les infirmières est une des causes du problème du fait d'abréviations inappropriées, une écriture illisible entraînant une mauvaise transcription.

La préparation des médicaments est également une source d'erreur : on peut rencontrer des problèmes de solvant (volume et type), de dilution, de calcul, d'étiquetage, d'incompatibilité physico-chimique entre 2 produits, de stockage du produit (réfrigérateur, abri de la lumière).

Enfin l'administration est la dernière cause d'erreur possible par une différence entre la thérapie prescrite et celle reçue qu'elle concerne la dose, la voie, le débit, l'horaire ou le patient.

<u>5</u>   LA RESPONSABILITE PHARMACEUTIQUE ET MEDICALE

La *loi du 4 mars 2002* relative aux droits des malades et à la qualité du système de santé définit les responsabilités des professionnels de santé [1; 2] :
"Tout professionnel ou établissement de santé ayant constaté ou suspecté la survenue d'un accident médical, d'une affection iatrogène, d'une infection nosocomiale ou d'un évènement indésirable associé à un produit de santé doit en faire la déclaration à l'autorité administrative compétente"
Elle définit également la notion de responsabilité et de faute du professionnel de santé et des établissements. La loi détermine la responsabilité médicale comme une responsabilité pour faute à l'exception des infections nosocomiales.

De plus, différents arrêtés fixent les modalités d'application de la section du livre V du code de la santé publique dans les établissements de santé, les syndicats inter hospitaliers et les établissements médico-sociaux.

Celui du 31 mars 1999 **[34]** fixe les modalités relatives à la prescription, à la dispensation et à l'administration des médicaments soumis à la réglementation des substances vénéneuses dans ces mêmes établissements.

D'autres ouvrages doivent servir de référence en ce qui concerne la iatrogénie. On retrouve notamment les "Bonnes pratiques" cliniques, de fabrication, de prescription hospitalière, de dispensation (circulaire n°666 du 30/01/86), d'administration, d'utilisation et d'évaluation ainsi que la Pharmacopée Française et Européenne.

6   Mesure des évènements iatrogènes

6.1   Les différentes méthodes d'analyse

Il existe plusieurs méthodes pour mettre en évidence les évènements iatrogènes et mesurer leur incidence**[27 ; 35]**. Parmi celles ci on retrouve :

6.1.1   L'analyse des dossiers médicaux

Il s'agit d'une comparaison des dossiers médicaux avec les fiches infirmières et de l'étude des discordances.

Cette méthode est sensible pour les erreurs de prescriptions et de retranscription mais reste inadaptée aux erreurs de préparation et d'administration.

La sous estimation est très importante avec cette méthode.

6.1.2   La notification spontanée anonyme

La personne ayant commis ou assisté à un évènement iatrogène rapporte le problème sans être associée à son analyse.

Les avantages de cette méthode sont son faible coût et l'anonymat.

En revanche, la sous estimation est importante de part le manque de temps du personnel pour la déclaration et la crainte d'une sanction pour la personne en cause.

6.1.3   Rapport d'incidence

Principalement utilisée aux USA, il s'agit d'un rapport officiel concernant une erreur médicamenteuse.

Cette méthode est longue, complexe et engage l'auteur c'est pourquoi on retrouve beaucoup de sous estimation.

6.1.4   Observation directe

L'observateur suit la personne préparant, dispensant et administrant les médicaments et notifie tout ce que le sujet effectue. On compare ensuite avec la prescription médicale.

Il s'agit d'une des meilleures méthodes de détection. Ces principaux avantages sont l'efficacité, l'exactitude et l'objectivité. Toutefois elle présente certains inconvénients comme le coût, le temps investit et les erreurs d'interprétation liées à une interaction observateur - observé.

6.1.5   Analyse des défaillances et incidents

Il s'agit d'une analyse d'un nombre suffisamment important d'erreurs pour rechercher les causes des incidents et les circonstances de survenue. L'un des principaux inconvénients de cette méthode est la possibilité de nombreux biais (déclarations peu nombreuses, incomplètes, non représentatives de la gravité de l'erreur).

6.1.6   Détection biologique des médicaments

Cette technique est applicable en dispensation individuelle. Il s'agit d'un contrôle supplémentaire entre la prescription et la dispensation. Elle n'est pas réalisable de façon systématique, tous les médicaments ne disposant pas de méthode de dosage. De plus, lorsque la méthode de dosage existe elle n'est pas toujours réalisable en routine du fait d'une lourdeur technique pour la mise en place.

6.1.7   Double contrôle de la dispensation

Principalement pour éviter les erreurs lors de la délivrance par la pharmacie.

Il impose la présence constante d'au moins 2 personnes qualifiées pour la dispensation ainsi qu'une dispensation nominative ce qui n'est pas possible dans tous les établissements de santé.

6.1.8 Analyse des omissions par les retours (non administrés) à la pharmacie

Lors de dispensation nominative, le retour des médicaments permet pour chacun des patients de connaître exactement ce qui lui a été administré.
Cette méthode est applicable seulement dans le cas où la dispensation suit un système nominatif.

6.2 Limites de ces méthodes

On constate une grande variété dans les méthodes disponibles pour l'évaluation de la iatrogénie pouvant expliquer les fourchettes assez larges des chiffres retrouvés dans les différentes études, indépendamment de la différence d'appréciation des définitions de la iatrogénie.
Certaines semblent toutefois plus adaptées que d'autres selon le mode de dispensation en place au sein de l'établissement et la structure de l'hôpital.
Le principal inconvénient commun à ces méthodes correspond à la sous estimation des évènements iatrogènes. D'autre part, la mise en place de méthodes plus précises entraîne une lourdeur dans la pratique qui peut remettre en cause l'intérêt même des résultats.
Le choix de la méthode appliquée au cours de notre étude sera fait selon l'agencement de l'établissement et du service dans lequel aura lieu l'enquête, le personnel disponible et le temps d'évaluation.

7 Recommandations pour la prévention des erreurs médicamenteuses

ASHP a publié en 1993 un guide contenant différentes recommandations s'adressant aux différents acteurs médicaux pour la prévention des erreurs médicamenteuses [30].
Différents chapitres sont abordés dans ce guide :

- l'organisation hospitalière pour la prescription, la dispensation et l'administration des médicaments. Il est suggéré l'élaboration de procédures au sein des services.
- Les prescripteurs : 1 % des erreurs chez les patients hospitalisés sont liées à la prescription médicale.
- Les pharmaciens : ils interviennent dans la détection du mésusage des médicaments et de prescription inappropriée. La collaboration avec les médecins doit se développer, instaurant et suivant les thérapeutiques nominativement pour chaque patient.
- Les infirmières dont le rôle le plus souvent est l'administration.
- Les patients et/ou une tierce personne : leur implication est primordiale et leur rôle doit être actif avec une meilleure connaissance de leurs traitements, des risques, des conditions particulières d'emploi. Enfin l'industrie pharmaceutique doit également intervenir notamment pour une meilleure identification des médicaments, de meilleurs conditionnements et des dosages et formes galéniques adaptées. Ce point est particulièrement important en pédiatrie.

En complément, « l'American Academy of Pediatrics » a publié des recommandations pour la prévention des erreurs médicamenteuses, [36] plus spécifiques à la pédiatrie.

Elles s'adressent à toutes les personnes intervenant au niveau des soins des patients et plus généralement du système hospitalier. Ainsi, en dehors d'un personnel suffisamment nombreux et formé, elle insiste sur la formation continue, ainsi que la standardisation des systèmes de mesure, des prescriptions médicamenteuses, du calcul des doses et des modalités de reconstitution.

Les familles et les patients sont également concernés par ces recommandations.

Ainsi, les équipes américaines ont décliné des recommandations dans leurs établissements hospitaliers sous forme de procédures destinées à diminuer et prévenir les erreurs médicamenteuses [37, 38].

8   Cas de la pédiatrie

8.1   La iatrogénie en pédiatrie

La population pédiatrique est une population vulnérable face aux risques de iatrogénie. Concernant les médicaments utilisés en pédiatrie on peut distinguer 5 catégories différentes **[39]** :

- Les médicaments exclusivement pédiatriques
- Les médicaments adultes avec une extension d'AMM pédiatrique
- Les médicaments adultes sans AMM pédiatrique mais pour lesquels il existe des consensus concernant leur utilisation
- Les médicaments sans AMM pédiatrique
- Les médicaments contre indiqués en pédiatrie

Ceci explique le grand nombre de médicaments donnés aux enfants sans AMM (médicaments non autorisés) ou avec une AMM dans une autre indication, une autre posologie, une autre forme galénique ou pour un autre âge.

Une étude réalisée dans quinze centres anti-poisons français a montré un nombre d'appels d'environ 6000 par an pour mésusage des médicaments en pédiatrie **[40]**.

De même, Jonville et al ont réalisé une étude **[41]**, toujours dans les centres anti-poisons, qui a permis de déterminer les types et les causes d'erreurs les plus fréquemment retrouvés. Il s'agit, principalement, d'une erreur de la famille (exécution incorrecte de la prescription, automédication, erreur de dose ou de médicament) liée à un défaut d'information ou de vérification de la compréhension des informations transmises.

Les formes pharmaceutiques les plus souvent mises en cause sont celles pour les voies nasale, auriculaire et rectale, formes fréquemment utilisées en ville. Toutefois, parmi ces erreurs peu ont eu de grandes conséquences.

A ceci se rajoutent différentes autres causes **[39 ; 40]** pouvant expliquer les origines des erreurs en pédiatrie : la présence d'un intermédiaire supplémentaire (souvent les parents), l'automédication (*a priori* moins importante à l'hôpital qu'en ville), le peu de formes galéniques propres à l'enfant entraînant un déconditionnement de celles destinées à l'adulte, une mauvaise observance souvent liée au goût du médicament. On peut également ajouter le manque d'information de la part du personnel médical et également des notices fournies par l'industrie pharmaceutique. Enfin, les principales erreurs retrouvées concernent la dose et la voie d'administration **[38 ; 42]**.

Il est évident que la prévention des erreurs médicamenteuses en pédiatrie passe par la commercialisation de formes galéniques, de conditionnements, adaptés et spécifiques, à l'enfant, ainsi qu'une meilleure information des parents lors d'une prescription et/ou d'une délivrance de médicaments en insistant sur les risques liés à l'automédication **[41 ; 44]**.

A l'hôpital, la prévention des erreurs concerne la pharmacie, le corps médical, infirmier et les patients **[44]**. Parmi les solutions pouvant améliorer ce problème la collaboration entre les différents intervenants dans les soins aux patients est l'une des plus importante **[38 ; 43]**. De même, l'informatisation de la prescription médicale, la mise en place d'aide à la décision médicale, le développement de la pharmacie clinique et la dispensation nominative journalière sont également des solutions importantes à envisager, d'autant que le personnel qui travaille dans les services hospitaliers se renouvelle régulièrement.

8.2   Les besoins en pédiatrie

L'utilisation hors AMM en pédiatrie est fréquente notamment pour certaines pathologies sévères, telles que les cancers, la néonatalogie, les maladies rares (IR, HTA, maladies inflammatoires du tube digestif, maladies génétiques) et/ou peu porteuses commercialement en médecine de ville.

Ainsi, 75 à 80 % des médicaments prescrits **[40, 45]** à l'enfant ont été conçus pour des adultes. Il n'existe pas, dans ce cas, de développement pharmaceutique spécifique pour la pédiatrie. Il apparaît clairement que le besoin principal en pédiatrie réside dans la commercialisation de médicaments étudiés et adaptés à l'enfant. En 1998, 73 % des nouvelles formes mises sur le marché français ne comportaient aucune information pédiatrique **[39]**.

A titre d'illustration, une étude réalisée par l'agence européenne du médicament montre qu'en 1995 sur 45 nouveaux médicaments autorisés, 16 étaient non autorisés chez l'enfant. Parmi les 29 restants (64 %) seul 10 (soit 34 %) comportaient une précision et une autorisation pour la pédiatrie. Les 19 autres ne comportaient aucune indication mais étaient potentiellement utilisables [46].

Plusieurs études ont rapporté, dans différents pays, l'utilisation de médicaments non autorisés ou utilisés en dehors de l'AMM en pédiatrie. Deux études, l'une hollandaise [47] et l'autre allemande [48], ont relevé sur une période de 5 semaines tous les médicaments prescrits pour tous les enfants hospitalisés. Trois catégories ont été retenues :

- les médicaments autorisés correspondant à 34 % des prescriptions
- les médicaments non autorisés correspondant à 48 %
- les médicaments en dehors de l'AMM pédiatrique correspondant à 18 %

Une autre étude hollandaise a confirmé ces taux avec 44 % des prescriptions hors AMM et 28 % non autorisés (sans AMM pédiatrique), de même que l'utilisation de médicaments modifiés par la pharmacie de l'établissement dans 24 % des cas [49].

Dans une troisième étude hollandaise, 48 % des prescriptions ont comporté des médicaments n'ayant pas reçu d'AMM en pédiatrie [47].

Un bilan réalisé en Europe selon les services, a montré que 67 % de prescriptions sont effectuées à l'hôpital hors AMM ou sans AMM [50]. Ces utilisations sont souvent basées sur les usages, les recommandations posologiques et les consensus d'experts dans le meilleur des cas.

Enfin, une étude réalisée au Brésil a constaté que 60 % des prescriptions en Soins intensifs étaient des médicaments sans AMM ou hors AMM et que 88 % des patients ont reçu au moins un médicament dans ce contexte [51].

De même, l'étude de Tong en 1999 - 2000 [47] a confirmé que, au total, 92 % des patients ont reçu au moins une fois un médicament non autorisé, ainsi que 88 % des patients selon un bilan européen [51].

Dans une autre étude [52], les médicaments non autorisés (sans AMM pédiatrique) sont utilisés le plus souvent chez des nourrissons âgés de 0 à 1 an (population particulièrement fragilisée), et les médicaments en dehors de l'AMM le plus souvent pour des enfants âgés de 12 à 16 ans.

Cette observation corrobore celle publiée à partir des données espagnoles [53].

De plus, il convient de noter que 33 % des médicaments non autorisés et 33 % des médicaments utilisés en dehors de l'AMM sont administrés par voie systémique.

Une synthèse est faite sur les classes thérapeutiques et les formes galéniques les plus fréquemment concernées ainsi que l'âge des enfants traités [55 ; 56 ; 57]. Les prescriptions de médicaments hors AMM sont le plus souvent retrouvés pour des enfants âgés de 1 à 2 ans et le moins souvent pour ceux de 7 à 11 ans. Elles concernent principalement des traitements locaux (cutanée, ophtalmique et auriculaire). Les classes thérapeutiques les plus fréquemment concernées sont classiquement les médicaments cardiovasculaires, anti-inflammatoires, antidépresseurs, antipsychotiques et antiépileptiques, entre autres.

Enfin, une revue de différents articles [54 ; 55 ; 56 ; 57] portant sur des prescriptions de ville montre également l'utilisation « hors AMM » ou « non autorisée » de médicaments en pédiatrie de l'ordre de 30 % des prescriptions.

8.3   Les difficultés pour l'évaluation des médicaments en pédiatrie

Devant le peu d'études réalisées pour l'évaluation des médicaments en pédiatrie des interrogations concernant la faisabilité de ces évaluations persistent.

Les principales causes de l'absence de médicaments disponibles avec une AMM pédiatrique s'expliquent par :

- les particularités pharmacologiques en pédiatrie qui imposeraient des stratifications lors des essais
- les difficultés de mise en place d'essais cliniques (éthique, méthodologique)
- la cible commerciale parfois peu intéressante au regard des investissements engendrés
- les difficultés d'évaluation des effets indésirables

8.3.1   Particularités pharmacologiques

8.3.1.1   *Au niveau de la pharmacocinétique*

Parmi les facteurs capables de modifier la cinétique des médicaments, et par conséquent leurs effets, l'âge est un facteur déterminant.

Au cours de sa croissance l'organisme d'un enfant change et les grandes étapes : résorption, distribution, métabolisme et élimination seront différentes de l'adulte et également selon l'âge de l'enfant [44 ; 58].

8.3.1.1.a   L'absorption et la résorption des médicaments

La résorption des médicaments varie selon la voie d'administration.

Chez les nouveau-nés :
Pour *la voie orale*, la motilité gastro-intestinale et le pH subissent des modifications continuelles en raison des processus de maturation. Le pH gastrique est acide à la naissance puis il existe une achlorhydrie jusqu'au 10e jour de vie. Il atteint une valeur comparable à celle de l'adulte vers 20 à 30 mois. Le temps de vidange gastrique est prolongé et irrégulier puis atteint une valeur comparable à l'adulte vers 6 – 8 mois. Enfin, le péristaltisme intestinal est très irrégulier et dépend du régime alimentaire. La vitesse de résorption intestinale étant réduite chez le nouveau-né, la concentration maximale du médicament sera réduite et plus longue à atteindre.

La *voie rectale* est peu influencée par l'âge. Elle est très efficace chez le nouveau-né lors de l'utilisation d'une formulation adaptée.

En revanche, *la voie intramusculaire* est réduite et aléatoire donc généralement à éviter chez le nouveau-né. En effet, elle varie selon le débit sanguin musculaire relativement faible pendant les premiers jours de vie, l'efficacité relative des contractions musculaires et l'importance du pourcentage d'eau dans la masse musculaire.

La *voie percutanée* est plus importante chez le nouveau-né du fait d'un rapport élevé surface cutanée / poids, un taux élevé d'hydratation de la peau et l'épaisseur réduite de la couche cornée.

 Enfin la *voie intraveineuse* n'a pas de particularité chez l'enfant mais peut poser des problèmes d'ordre technique.

Chez les nourrissons et les enfants :
Peu d'études ont été réalisées.

Chez le nourrisson, *l'absorption orale* et la *résorption intra musc*ulaire sont plus rapides que chez le nouveau-né et l'adulte. En effet, le pH est plus acide, le temps de vidange gastrique plus lent, la motilité gastrique et intestinale accrue et les débits sanguins musculaires et splanchniques augmentés.

L'absorption rectale n'est pas modifiée et la résorption percutanée diminue avec l'âge. Chez l'enfant, le temps de vidange gastrique diminue et les contractions musculaires sont nettement plus efficaces. Ceci entraîne une absorption plus rapide et donc l'apparition de pics médicamenteux pouvant entraîner un risque accru d'effets indésirables.

8.3.1.1.b   La distribution et la liaison aux protéines plasmatiques

Chez les nouveau-nés :

Les organes sont différents par leur taille. Le volume d'eau corporel est plus grand avec une prédominance de l'eau extracellulaire sur l'eau intracellulaire et une masse des muscles striés représentant 20 à 25 % du poids total. Le volume de distribution est supérieur ce qui entraîne des doses unitaires rapportées au poids plus élevées par rapport à l'adulte.

De plus, la diminution de liaison des composés acides ou basiques aux protéines plasmatiques est due à la réduction de la concentration plasmatique d'albumine ainsi que des globulines plasmatiques, une plus forte concentration plasmatique de la bilirubine non conjuguée qui est un inhibiteur de liaison et un pH sanguin plus acide.

En conséquence, la forme libérée des médicaments fortement liés aux protéines plasmatiques peut être plus importante.

Ce phénomène peut expliquer la sensibilité accrue des nouveau-nés à certains médicaments. Ainsi, à titre d'exemple, un traitement par sulfamide (sulfisoxazole) favorise la survenue d'ictère nucléaire par une augmentation de la fraction libre de la bilirubine non conjuguée. D'autres médicaments très liés à l'albumine (salicylés à forte dose, benzoate de sodium) diminuent la liaison de la bilirubine.

Chez les nourrissons et les enfants :

Malgré la normalisation du pH sanguin, des taux de bilirubine et d'acides gras libres, la liaison aux protéines plasmatiques est toujours réduite et la fraction libre de médicament supérieure à celle de l'adulte.

8.3.1.1.c   Bio transformation des médicaments

Chez les nouveau-nés :

L'immaturité des réactions de phase I (oxydation, réduction, hydrolyse) et phase II (glycuroconjugaison, conjugaison au glutathion, acétylation, méthylation) entraîne une diminution de la clairance et de la vitesse d'élimination des médicaments métabolisés par le foie.

L'activité enzymatique intervenant dans ces réactions augmente de façon spectaculaire à 2 ou 3 semaines de vie jusqu'à atteindre une valeur supérieure à celle de l'adulte.

Chez les nourrissons et les enfants :

Les réactions métaboliques (phase I et phase II) sont élevées au cours des 2 à 3 premières années de vie puis diminuent très lentement avec l'âge. A la puberté, elles atteignent une valeur comparable à celle de l'adulte.

8.3.1.1.d   Excrétion

La principale voie d'élimination se fait par excrétion rénale.

Chez les nouveau-nés :

Le rein est anatomiquement et fonctionnellement immature, la fonction rénale est donc réduite. De plus, il existe un déséquilibre entre le glomérule et le tubule.

La filtration glomérulaire égale à 30 % de celle d'un adulte double en capacité pendant la première semaine et se normalise vers la fin de la seconde semaine. La *sécrétion tubulaire* devient identique à celle chez l'adulte au deuxième mois de vie. En conséquence, pour les médicaments à élimination rénale importante les doses seront espacées.

Ces particularités peuvent entraîner une différence de schéma posologique (dose unitaire rapportée au poids, espacement des doses, voie d'administration) chez l'enfant par rapport à l'adulte.

Chez les nourrissons et les enfants :

La maturation complète des fonctions glomérulaires et tubulaires n'est achevée qu'à l'âge de 6 – 8 mois. Ensuite, l'excrétion rénale devient comparable à celle observée chez l'adulte. Il n'existe plus de différences entre adulte et l'enfant à partir de 1 an.

8.3.1.2 *Au niveau pharmacodynamique*

La tolérance est généralement meilleure chez les enfants, toutefois certains effets indésirables sont plus particuliers à la pédiatrie [50] .

Certains phénomènes de croissance et de maturation expliquent les sensibilités particulières des enfants, par exemple : retard de croissance du aux corticoïdes, dyschromie dentaire des tétracyclines.

8.3.2 Difficultés de mise en place d'essais cliniques

Le rapport bénéfice / risque des médicaments est insuffisamment appréhendé en pédiatrie [40 ; 59 ; 60 ; 61]. Ce déficit est expliqué par :

- une spécificité et une rareté de certaines pathologies dans une tranche d'âge étroite
- une absence d'obligation par les autorités d'enregistrement de recommandations pédiatriques
- une faible motivation des firmes pharmaceutiques pour un petit marché au regard des investissements à engager pour le développement de nouvelles thérapeutiques
- des difficultés éthiques indiscutables
- une inadaptation toute particulière des outils d'évaluation de l'efficacité et de la toxicité
- les difficultés méthodologiques dues à la diversité des populations

L'une des principales difficultés lors d'essais cliniques pédiatriques est l'obtention du consentement éclairé. Dans ce cas il s'agit d'un consentement éclairé transposé où le rôle des parents est indispensable et primordial. La loi française du 20/12/1988 admet que le consentement puisse être donné par les parents à condition que la recherche soit à visée thérapeutique directe et ne présente pas de risque prévisible sérieux.

Une seconde difficulté est le risque de la recherche principalement lié à des protocoles trop agressifs, l'emploi de placebo et l'opportunité de nouveaux protocoles accentuant ainsi la charge émotionnelle déjà importante.

D'autre part, les phases de développement doivent être spécifiques aux différents âges : prématurés, nouveau-nés, enfants, adolescents.

En pratique, le problème d'échantillonnage se pose devant le petit nombre d'enfants concernés par certaines pathologies, la nécessité de tester des formules adaptées et le problème de recrutement des patients.

Toutefois, aux Etats Unis, la « Pediatric Rule » de la Federal Drug Administration (FDA) a formulé des recommandations officielles pour encourager l'évaluation des médicaments chez l'enfant. Puis en 1998, elle a adopté un texte de loi imposant aux industriels l'évaluation de la tolérance et de l'efficacité des nouveaux médicaments chez l'enfant [39]. Cette obligation n'existe pas en France mais des recommandations analogues sont en cours d'élaboration au niveau européen. Le document rédigé propose 7 mesures en relation avec les objectifs fixés.

L'une des principales mesures [61] consiste à établir un certificat de protection supplémentaire (extension de 6 ou 12 mois) pour les firmes ayant développé des études pédiatriques répondant à certains critères. Il est également envisagé de créer un fond afin de subventionner ces études pédiatriques. Pour ce faire, une commission a été crée dont le but est d'établir un programme basé sur les besoins pédiatriques.

La France est favorable au projet européen avec comme objectif principal final d'introduire dans les RCP les informations tirées des études internationales pédiatriques. En outre, elle souhaiterait une alimentation du fond par l'industrie pharmaceutique.

8.3.3   Difficultés d'évaluation des effets indésirables

La vulnérabilité face aux effets indésirables peut être différente. Les enfants n'ont pas, du fait de leurs différences pharmacologiques, la même vulnérabilité face aux effets indésirables [61]. Ils sont parfois spécifiques chez l'enfant. En effet, la croissance et la maturation particulière des enfants peuvent expliquer notamment :

- le retard de croissance sous corticoïdes
- l'épaississement des os longs et l'ossification prématurée des cartilages de conjugaison suspectés avec les quinolones, les rétinoïdes ou certains macrolides
- la dyschromie dentaire sous tétracyclines
- ou l'hypertension intracrânienne sous vitamine A

D'autres effets indésirables sont plus difficilement explicables tel que les cataractes liées aux corticoïdes, l'hépatotoxicité sous acide valproique ou des effets paradoxaux avec des benzodiazépines. De plus, selon l'âge de l'enfant la détermination d'un effet indésirable n'est pas toujours aisée. En effet, les enfants n'ont pas toujours les moyens de s'exprimer ou de s'expliquer clairement.

9 Conclusion

Si la iatrogénie est un vaste problème au sein d'un établissement hospitalier, il est important de souligner qu'il existe un nombre très faible d'études relatives à ce problème en pédiatrie. Toutefois, leur analyse permet de constater des taux d'incidence relativement homogènes entre les différents pays (sans tenir compte des différents moyens ayant permis d'obtenir ces résultats). Cette constatation confirme l'intérêt de se pencher sur ce sujet en pédiatrie. Les freins rencontrés, malgré le développement des enquêtes et recommandations, correspondent sans doute aux manques de moyens à mettre en œuvre pour engager une véritable politique de prévention qui doit passer par une optimisation du circuit du médicament. D'autre part, l'industrie pharmaceutique a peu d'intérêt à développer des essais en pédiatrie en raison des difficultés évidentes de mise en place et de réalisation et au vu du peu de bénéfices commerciaux engendrés.

Ainsi à l'hôpital pédiatrique de Tours, nous avons, à l'échelle d'un service de pédiatrie, réalisé une enquête afin d'objectiver les problèmes rencontrés par le personnel (de la prescription jusqu'à l'administration) et pouvant aboutir à d'éventuels évènements iatrogènes. Les résultats de cette enquête seront développés dans la seconde partie et comparés à une étude réalisée précédemment au CHU de Tours. Enfin, nous proposons à l'échelle du service pharmacie de l'hôpital des solutions, au service étudié, simples à mettre en oeuvre, concernant notamment les médicaments, dans le but de limiter le risque iatrogène au quotidien. Puis à plus long terme nous essaierons d'intégrer les besoins et demandes du service dans des projets communs au CHU de Tours tel que l'informatisation des prescriptions.

2ème PARTIE : ENQUETE PROSPECTIVE

2ème PARTIE : ENQUETE PROSPECTIVE

1   Patients et méthodes

L'étape préliminaire a consisté à définir précisément les conditions de ce travail : moyens, objectifs, limites.

Les différentes méthodes d'enquêtes relatées par la littérature ont été étudiées afin de déterminer laquelle serait la mieux adaptée à nos exigences et aux résultats souhaités (évaluation au sein d'un service des risques iatrogènes potentiels liés à la prescription, préparation et / ou administration d'un médicament) tout en tenant compte de ses limites et biais possibles. Puis le service de soins dans lequel cette enquête aurait lieu a été sélectionné et la durée déterminée.

Enfin les objectifs ont clairement été définis et exposés au service concerné dans un but d'acceptation et de le rendre véritablement acteur.

1.1   Choix de la méthode d'enquête

Parmi les méthodes épidémiologiques existantes notre choix s'est tout d'abord porté sur 4 d'entre elles.

Les principales méthodes retenues sont :

- une méthode prospective basée sur un recueil actif auprès des médecins et infirmiers par des enquêteurs externes présents périodiquement dans le service concerné ou observation directe. Une personne est présente tous les jours dans le service et participe à la visite quotidienne de l'unité de soins. Elle suit notamment la prescription, la préparation et l'administration des traitements pour chacun des patients.

- une méthode transversale de type « un jour donné » toujours basée sur un recueil actif auprès des médecins et infirmiers le premier jour seulement de l'enquête.

- une méthode rétrospective basée sur l'étude des dossiers des patients après leur hospitalisation.

- un passage en revue des rapports d'incidents impliquant des erreurs de médicaments.

Malgré les biais possibles liés notamment à l'influence de l'observateur il a été décidé de procéder à une méthode prospective par observation directe. Cette méthode nous a paru la plus intéressante et la mieux adaptée à nos attentes.

1.2 Choix du service

Le service d'accueil a été déterminé en combinant les critères suivants:
la variabilité des pathologies traitées, le nombre de médicaments utilisés, le nombre de problèmes rencontrés, la disponibilité dans le service des différents intervenants (médecins et infirmiers) et leur intérêt pour la démarche.

Notre choix s'est ainsi porté sur le service de Pédiatrie A du professeur CHANTEPIE. Ce service gère et traite de nombreuses affections pédiatriques. En effet, les patients accueillis dans le service relèvent de pathologies cardiaques (malformations cardiaques en pré et post opératoire), néphrologiques (insuffisance rénale, greffe), endocrinologiques (diabète…) ainsi que des pathologies saisonnières telles que bronchiolites, gastro entérites, convulsions hyper thermiques…

Lors d'une première étude transversale au CHU de Tours le service de chirurgie viscérale avait été choisi pour l'hôpital pédiatrique (le service de Pneumologie pour l'hôpital médical, le service de Réanimation pour l'hôpital chirurgical, les deux accueillant des adultes).

D'autre part, le service de Pédiatrie A est un service ayant des relations limitées avec le service pharmacie de l'hôpital par rapport à d'autres unités. Il n'était donc pas spécialement demandeur de prestation fournie par le service de pharmacie, principalement par un manque d'information et de communication. Cette étude avait ainsi également comme objectif secondaire de faire connaître à l'unité le rôle de la pharmacie, les solutions qu'elle peut apporter, et ainsi de développer des relations de fond et durables.

1.3 Mise en place de l'enquête

Notre enquête a été menée sous la forme d'un audit en appliquant la méthodologie déjà utilisée lors d'une première étude à Tours [3].

Elle s'est déroulée sur une période de 20 jours du 17 novembre 2003 au 12 décembre 2003. Ces 20 périodes correspondent à l'analyse d'un poste de travail infirmier temps plein sur une journée de 7 H à 17 H.

Le questionnaire d'audit a tenu compte des critères d'exclusion suivant :
- les patients âgés de plus de 18 ans
- les infections nosocomiales
- les tentatives d'autolyse
- les intoxications médicamenteuses volontaires, accidentelles ou criminelles
- les accidents chirurgicaux

Avant le début de l'enquête, le nombre d'infirmières travaillant dans le service a été recensé de même que le nombre de lits dans le service. Puis le fonctionnement du service au quotidien a été observé.

Le service est divisé en 3 secteurs différenciés chacun par une couleur : rouge, vert, bleu. Le secteur bleu comprend 2 chambres de 4 lits : une pour de grands enfants et une pour des nouveau-nés et nourrissons. Le secteur vert comprend également 2 chambres de 4 lits uniquement pour des nouveau-nés et nourrissons. Enfin le secteur rouge comprend 4 chambres de 2 lits pour de grands enfants avec la possibilité de petits lits à disposition.

A ces chambres se rajoutent 5 « box » (chambres individuelles) réservés pour les isolements protecteurs ou infectieux (nouveau-nés, nourrissons et/ou enfants).

Les infirmières se répartissent les chambres, généralement en respectant les secteurs, puis les « box » selon la charge de travail, à chaque changement d'équipe (matin, après midi, soir). Les postes de travail infirmier ont été déterminés selon ces 3 secteurs avec une continuité le matin et le soir. Une période d'étude correspond donc au suivi d'un poste de travail sur la journée entière.

Une interne en pharmacie a été présente chaque jour dans le service auprès des infirmières afin de suivre le circuit du médicament de la prescription du médecin jusqu'à l'administration par l'infirmière au patient.

Différentes fiches de recueil ont été élaborées et ont été remplies par l'interne au fur et à mesure de la journée, des prescriptions, préparations et administrations (**annexes 1 à 4**).

1.4   **Méthodologie**

Dans le service de pédiatrie A, les prescriptions sont rédigées par les médecins sur des feuilles de prescription journalière (**annexe 1**), individuelle à chaque patient. Ces feuilles sont détachables du dossier (classeur) du patient et permettent ainsi aux infirmières d'avoir accès à la prescription sans avoir besoin de retranscrire la prescription sur un document intermédiaire. Elles sont directement utilisées pour la préparation et l'administration des médicaments au patient.

Les prescriptions sont réalisées dans la matinée, au cours de la visite par les médecins, pour une durée de 24 heures soit, généralement du jour de la prescription 12 heures au lendemain 12 heures. Ces feuilles de prescription journalière ont permis l'analyse des prescriptions médicales.

Une première fiche de recueil concerne la prescription (**Annexe 2**). Cette fiche a été remplie pour chaque patient hospitalisé dans le secteur infirmier tiré au sort quotidiennement, avant ou après le suivi de l'infirmière. Les renseignements annotés retranscrivent à l'identique la prescription du médecin écrite sur les feuilles de prescription journalière ainsi que quelques renseignements concernant le patient.

A partir de cette fiche, la conformité de la prescription au référentiel de pharmacie hospitalière a été vérifiée et une analyse pharmaceutique a été systématiquement menée. Les incompatibilités et interactions médicamenteuses ont été recensées ainsi que toutes anomalies liées aux médicaments (erreur de dose, de médicaments, d'horaire de prise, de répartition journalière, de mode d'administration, d'incohérence entre la dose et la quantité prescrite ou de manque d'information).

En ce qui concerne la conformité de rédaction des prescriptions, quel que soit le nombre de renseignements non conformes observés il n'a été totalisé qu'une seule erreur.

Les préparations des médicaments avant l'administration sont gérées différemment selon la voie d'administration.

Les médicaments administrés par voie orale sont préparés à chaque changement d'équipe pour la période correspondante :

- à 7 H pour la matinée (jusqu'environ 14 H)
- à 14 H pour l'après midi et le soir (jusqu'environ 22 H)
- à 22 H pour la nuit (jusqu'environ 7 H le lendemain)

Les médicaments injectables sont préparés extemporanément juste au moment de l'heure prévue d'administration.

Une seconde fiche de recueil concernant la préparation pour administration des médicaments (**annexe 3**) a été remplie chaque jour pour chaque médicament demandant une préparation particulière. Celle-ci est définie par l'intervention d'une infirmière afin d'obtenir la dose prescrite en modifiant la forme initiale du médicament ou en procédant à un reconditionnement (différent des modalités de reconstitution précisées dans le RCP du produit considéré). Tous les médicaments n'ont pas nécessité de préparation (le transvasement d'un comprimé dans un pilulier ne correspond pas, par exemple, à une préparation).

L'administration est réalisée par les infirmières pour tous les médicaments injectables juste après la préparation ou la reconstitution. Les médicaments per os sont, le plus souvent, administrés par les auxiliaires de puériculture.

Une troisième fiche concernant l'administration du médicament (**annexe 4**) au patient par le médecin, l'infirmière, l'auxiliaire de puériculture ou les parents a été remplie. Dans ce cas, chaque médicament entraîne un relevé d'administration même si plusieurs médicaments sont administrés en même temps. On parle alors d'administration différente mais simultanée.

Ensuite, chacune des erreurs rencontrées au cours de la préparation ou de l'administration d'un médicament a été relevée et étudiée a posteriori avec une analyse statistique globale du nombre et du type d'erreurs observées en fonction du nombre de prescriptions et d'administrations.

Le schéma suivant synthétise les différentes étapes auditées lors de l'étude.

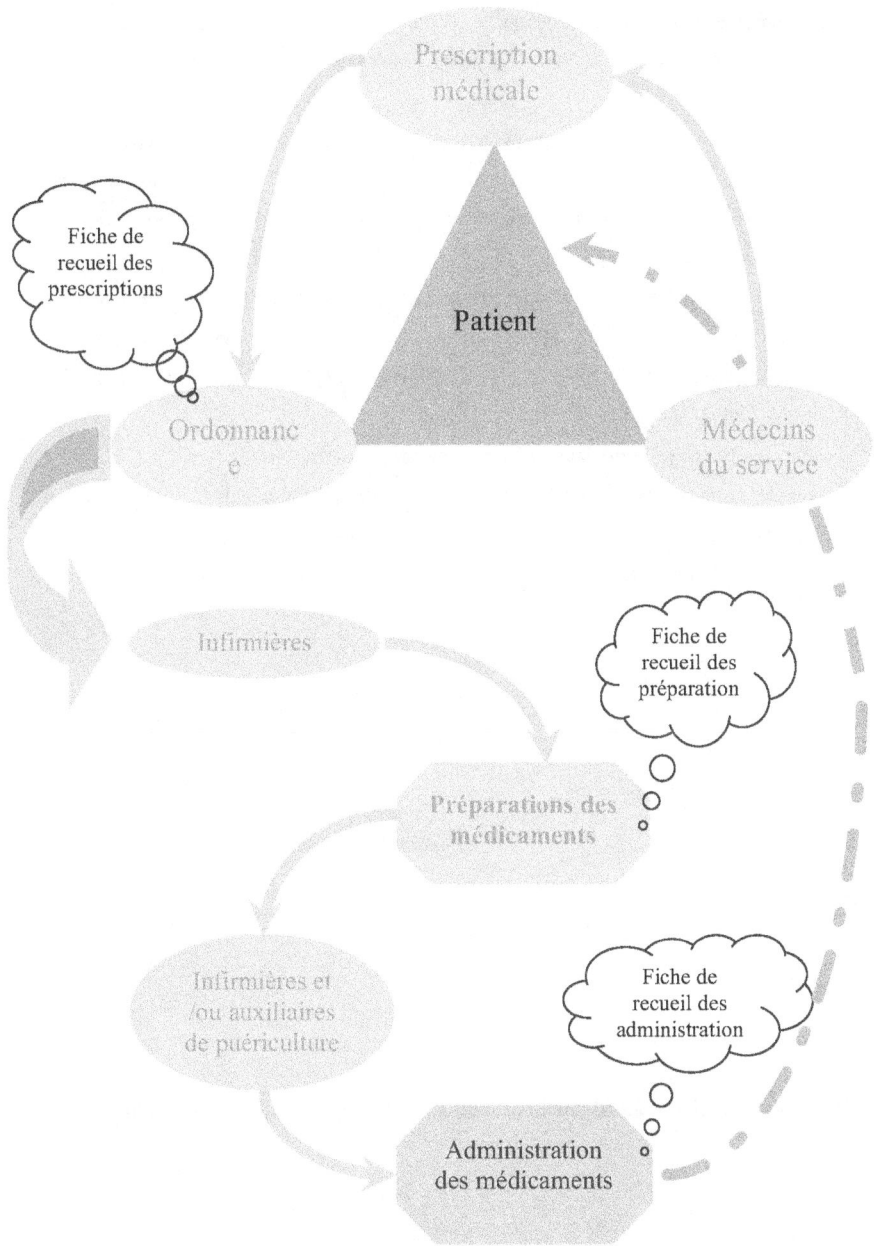

2   Résultats

Les renseignements collectés durant la période d'étude ont été analysés selon les trois étapes précisées : les prescriptions, les préparations et les administrations.

Les secteurs bleu (8 lits) et rouge (8 lits) ont été tirés au sort 6 fois et le secteur vert (8 lits) 8 fois. En ce qui concerne les « box », la répartition étant aléatoire entre les infirmières selon les charges de travail, les patients de chaque box ont été, généralement, suivis chaque jour.

En 2003, le nombre d'entrées dans les services de Pédiatrie de l'hôpital Clocheville s'élevait à 1809 (1798 en 2002) correspondant à 6158 journées d'hospitalisation. L'étude a porté sur 112 patients différents soit environ 6,2 % du nombre total d'entrées (données 2003) sur une période de 4 semaines (1 mois).

Parmi ces patients, on distingue 64 nouveau-nés et nourrissons (âge inférieur ou égal à 24 mois) âgés en moyenne de 185 jours [1 à 679 jours] et 48 enfants (âge entre 2 ans et 18 ans) âgés en moyenne de 7,1 ans [2 à 15 ans et 10 mois](figure 1).

Parmi ces patients, 47,3 % sont du sexe féminin et 52,7 % du sexe masculin.

Figure 1 : Répartition nouveaux nés / enfants

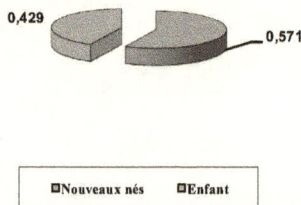

0,429   0,571

◻Nouveaux nés   ◻Enfant

Le graphique ci dessous (figure 2) détaille la répartition des patients selon l'âge.

Figure 2 : Répartition des patients selon l'âge

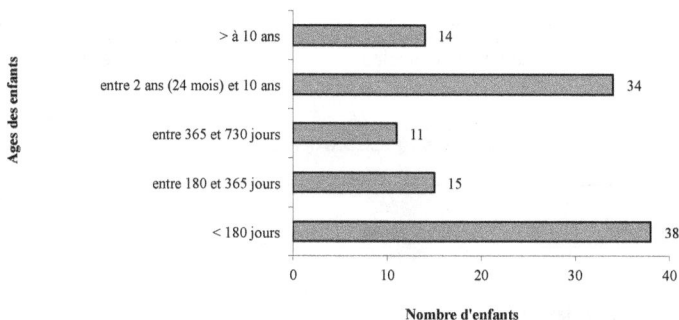

Figure 2 : Répartition des patients selon l'âge

2.1 Prescriptions médicales

Durant l'étude, 240 prescriptions médicales ont été relevées et analysées soit une moyenne de douze par jour. Elles représentaient, au total, 771 médicaments prescrits dont 128 différents pour 103 DCI. Parmi ces médicaments, nous avons retrouvé 16 formes galéniques différentes : pour les formes orales des comprimés, gélules, sachets, sirops ou gouttes buvables, des formes injectables (IM ou IV), des formes intra rectales, des suppositoires, des formes sous cutanées, cutanées, auriculaires, oculaires, aérosols et dosettes pour nébulisation.

La moyenne était de 3,2 médicaments par ordonnance avec toutefois un nombre variant de 0 à 11 médicaments prescrits pour une ordonnance.

Ci dessous des exemples d'ordonnances tel que relevé sur la feuille de prescription :

RECUEIL DES PRESCRIPTIONS

Date de prescription: 17/11/2003 Initiales : AUG MEL Age : 02/01/1989	Motif d'hospitalisation et évolution : **Tentative de suicide**	Bilan biologique : ASAT 18 , ALAT 11, GGT 13
Sexe : F Poids : 52 Kg	Antécédents : 1 épisode dépressif	

	Médicament	Posologie	Remarques	Planification infirmière
1				
2	**AUCUN MEDICAMENT**			
3				
4				
5				
6				
7				
8				
9				
10				
11				
12				
13				

Remarques		
Conformité au référentiel	OUI / NON	Remarques:
Pas d'indication en pédiatrie		
Pathologie non traitée		
Posologie adaptée		
Correspondance dose/quantité méd.	OUI / NON	Remarques:
Voie d'administration inadaptée		
Répartition des prises incorrecte		
Horaire de prise incorrecte		
Autres		
Equivalence / générique		
Interactions médicamente uses	OUI / NON	Niveau
Interaction clinique	OUI / NON	Niveau

RECUEIL DES PRESCRIPTIONS

Date de prescription:	Motif d'hospitalisation et évolution : Hospitalisation le 11-12-2003 pour biopsie rénale	Bilan biologique
11/12/2003 Initiales : DUM CHR Age : 06/01/1990 Sexe : M Poids : 55.800	**Antécédents**	

Médicament	Posologie		Remarques	Planification infirmière
1 NEORAL®	125 mg x 2 / jr	(7h - 19h)	PO	
2 CELLCEPT®	750 mg x 2 /jr	(7h - 19h)	PO	
3 CORTANCYL®	10 mg	le matin	PO	
4 BACTRIM®	1 cm	le matin	PO	
	2 cm	le soir		
5 ZOVIRAX®	sirop 200 mg x 3 / jr		PO	
6 AMLOR®	5 mg 1 cp le matin		PO pas demain matin	
7 DUPHALAC®	15 à 30 ml	le soir	PO	
8 STEROGYL®	V gouttes / jr			
9 EUCALCIC®	1 sachet / jr			
10 SERETIDE®	2 bouffées / jr			
11 HYPNOVEL®	demain matin 10 mg à 7H15		PO 2 amp 5 mg + 10 cc eau + sucre	

Remarques			
Conformité au référentiel	OUI / NON	Remarques:	
Pas d'indication en pédiatrie			
Pathologie non traitée			
Posologie adaptée			
Correspondance dose/quantité méd.	OUI / NON	Remarques:	
Voie d'administration inadaptée			
Répartition des prises incorrecte			
Horaire de prise incorrecte			
Autres			
Equivalence / générique			
Interactions médicamenteuses	OUI / NON	Niveau	
Interaction clinique	OUI / NON	Niveau	

2.1.1 Conformité des prescriptions médicales

Les critères de conformité des prescriptions pris en compte par rapport au référentiel sont l'identification du patient (nom, poids, âge), du médecin (nom et signature) et la date de prescription.

59 ordonnances non conformes (1 ou plusieurs non-conformités) ont été recensées parmi les 240 étudiées, soit près d'un quart des prescriptions. Parmi ces non-conformités, 37 cas concernaient l'identification du prescripteur (environ 62,7 %) et 21 cas celle du patient (35,6 %), une même ordonnance pouvant parfois cumuler plusieurs non-conformités.

2.1.2 Les médicaments prescrits

Lors de l'analyse pharmaceutique des prescriptions le premier critère étudié a été l'existence ou non d'une AMM pour les médicaments concernés, et le cadre dans lequel ils ont été prescrits. Les médicaments sans AMM sont définis comme étant ceux pour lesquels aucunes indications ou recommandations n'ont été officiellement accordées. Les médicaments hors AMM sont ceux pour lesquels il existe une autorisation mais dont la prescription ne rentre pas dans son cadre : posologie, âge, indication.

Parmi les 771 médicaments prescrits, 90 l'ont été sans ou hors AMM pédiatrique (soit 11,7 %). Ils se répartissent pour 4,7 % en médicaments sans AMM, et 7 % en médicaments hors AMM (figure 3). Ces pourcentages sont légèrement inférieurs à ceux classiquement retrouvés dans l'ensemble des hôpitaux pédiatriques français.

Figure 3 : Répartition des médicaments selon l'AMM

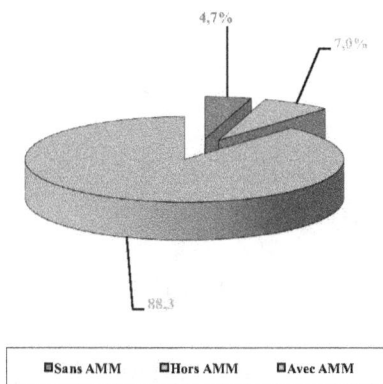

4,7%

7,0%

88,3

☐ Sans AMM   ☐ Hors AMM   ☐ Avec AMM

Le second critère concernait les éléments permettant une bonne exécution de la prescription des médicaments, c'est à dire l'éventuel manque d'information les concernant (figure 4).

Les médicaments mal prescrits ou d'une manière incomplète ont représenté 116 lignes soit 15 % correspondant à 5 catégories :

- absence de la voie d'administration : 82 lignes (70,7 %)

Par exemple : CLAMOXYL® 230 mg x 3 / jour

La voie d'administration n'est pas précisée : orale ou injectable. Toutefois la dose prescrite correspondait à la voie injectable (environ 200 mg / Kg / jour).

- absence du dosage : 25 lignes (21,5 %)

PULMICORT® aérosol 1 matin et 1 soir

Le dosage n'est pas précisé, pour ce médicament il en existe 3 différents (100, 200 ou 400). Tous ne sont pas autorisés chez l'enfant mais l'erreur peut être commise avec un risque de surdosage.

- absence de la posologie : 5 lignes (4,3 %)

- absence du nombre de prises : 3 lignes (2,6 %)

AUGMENTIN® 1 dose J4 / J7

Il n'y a pas de posologie prescrite ni de nombre de prises pour la journée. Normalement il s'agit d'une dose/kg en 3 administrations par jour.

- médicament mal identifié : 1 ligne (0,9 %)

Le médicament écrit est difficile à lire pouvant donc entraîner une erreur. Il s'agissait d'une prescription de NARCOZEP® réalisée par un anesthésiste.

Figure 4 : Répartition des différentes anomalies retrouvées dans les prescriptions

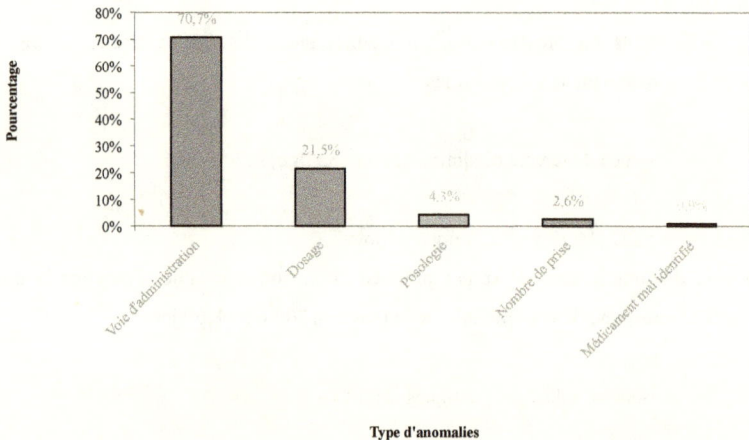

Enfin le troisième critère s'est attaché à relever les erreurs de prescription correspondant aux informations erronées. Elles représentent 53 lignes de médicaments prescrits, soit

6,9 % (figure 5). Les informations erronées se répartissent principalement de la façon suivante :

Figure 5 : Répartition des erreurs de prescription

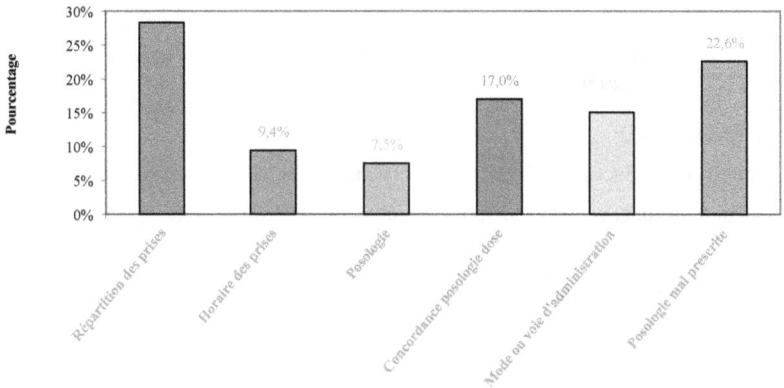

- répartition des prises incorrectes : 15 lignes (28,3 %)

GENTAMYCINE®   90 mg / jour IV

Normalement, chez les nourrissons, l'administration s'effectue en 2 ou 3 injections par jour.

- horaire de prise incorrect : 5 lignes (9,4 %)

- erreur concernant la posologie : 4 lignes (7,5 %)

JOSACINE®   250 mg x 2 / jour pour un enfant de 7, 6 kg pour une posologie habituelle de 50 mg / kg / jour, soit 380 mg / jour (190 mg x 2 / jour).

- erreur de concordance entre la posologie et la dose : 9 lignes (17 %)

DIGOXINE® 5 γ / kg / jour : 0,75 ml 2 x / jour pour un enfant de 23,5 kg

Il existe une erreur de concordance entre les 2 la DIGOXINE en soluté buvable est dosée à 5 μg par 0,1 ml.

Dans ce cas, la posologie est donc de 5 x 23, 5 soit 117,5 μg hors 0,75 ml x 2 = 1,5 ml soit 75 μg.

- erreur concernant le mode ou la voie d'administration : 8 lignes (15,1 %)

ATARAX® IV

Administré théoriquement en IM, la voie d'administration n'est pas respectée (IV), mais il s'agit d'un choix volontaire du prescripteur au regard de la patiente.

- posologie mal prescrite (unité) : 12 lignes (22,6 %)

Les prescriptions sont parfois faites en utilisant le sigle γ qui correspond à des micro grammes mais cette abréviation n'est pas correcte et peut prêter à confusion.

Au total, 169 lignes de médicaments soit 21,9 % comportaient une anomalie (informations incomplètes ou erronées). Cela représente plus de 1/5ème des médicaments prescrits.

2.1.3 Répartition par voie d'administration

Les médicaments les plus prescrits sont administrés par voie orale. Ils représentent 63,5 % des médicaments, la voie injectable représente 21,4 % et les autres voies 15,1 % (figure 6).

Figure 6 : Répartition des médicaments selon la voie d'administration

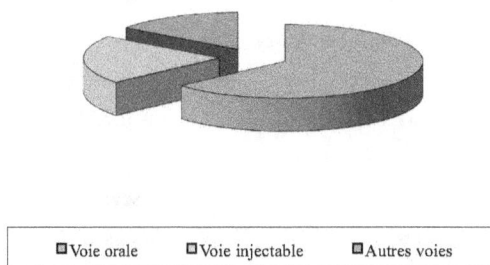

| ☐ Voie orale | ☐ Voie injectable | ☐ Autres voies |

En revanche, le pourcentage d'erreurs observées ne suit pas la répartition des voies d'administration. 16,5 % des médicaments administrés par voie orale ont fait l'objet d'erreurs contre 33,3 % pour les médicaments de la voie injectable, et 35,2 % pour les autres voies.

2.1.4   Interactions médicamenteuses

L'analyse des prescriptions médicales recueillies au cours de l'étude n'a montré aucune interaction médicamenteuse.

Les ordonnances qui comportaient de nombreux médicaments correspondent généralement à des patients greffés dont le schéma thérapeutique post greffe est identifié et clairement validé.

Aucune interaction physico-chimique n'a été recensée. Ceci s'explique par le peu d'administrations concomitantes réalisées pendant le temps d'observation considéré.

2.1.5   Effets indésirables médicamenteux

Durant notre enquête, et malgré les erreurs observées, il n'a été constaté aucun effet indésirable médicamenteux imputable à une erreur. Généralement, les erreurs de prescription ou de préparation ont été détectées avant l'administration du médicament au patient (par l'intervention de l'interne en pharmacie ou d'une autre infirmière présente lors de la préparation) ou n'ont pas eu de conséquence sur la tolérance et l'efficacité du traitement lorsque l'administration a eu lieu.

Toutefois, ce résultat est à relativiser de par la durée de l'étude (seulement 4 semaines) et le fait qu'elle n'ait eu lieu que dans un seul service de pédiatrie de l'hôpital.

2.2   Préparations des unités thérapeutiques

La préparation des médicaments s'effectue dans tous les cas dans la salle de soins du service, sur un plan de travail type paillasse, destiné à cet effet. Chaque infirmière prépare les médicaments pour les patients dont elle s'occupe selon les horaires précisés précédemment. Les médicaments oraux sont quasiment tous mis sous formes liquides et conditionnées en seringue. Les seringues utilisées sont toujours des seringues normalement destinées à la voie injectable sur l'emballage desquelles est noté le médicament et la dose du médicament qu'elle contient, ainsi que le patient, et l'heure prévue d'administration.

Durant la période d'étude, 304 fiches correspondant à des préparations à l'administration ont été recueillies. Elles représentent 59 médicaments différents, pour 55 DCI. Parmi ces préparations, 214 sont destinées à la voie orale, 79 à la voie injectable et 11 aux autres voies.

L'objet de l'observation consiste à relever et comparer le mode de préparation à celui indiqué dans les ouvrages ou documents de référence quand ils existaient.

296 anomalies au cours des préparations (figure 7) ont été constatées.

Pour une même préparation plusieurs anomalies ont pu être relevés. Parmi les 304 préparations 194 médicaments comportent au moins une anomalie.

Les anomalies se répartissent principalement de la façon suivante :

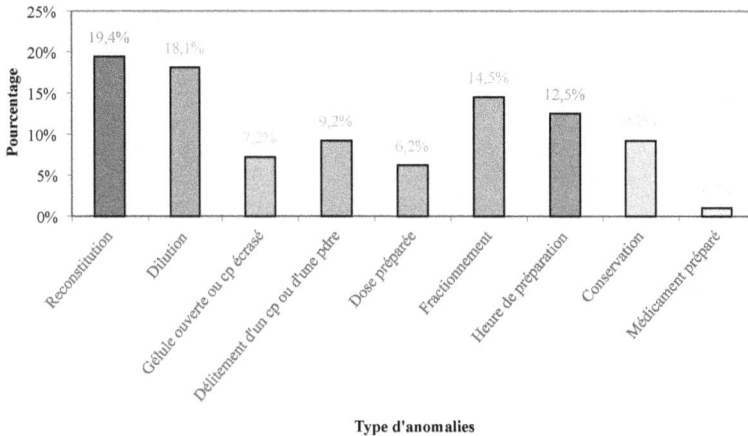

Type d'anomalies

- mauvaise reconstitution : 59 lignes (19,4 %)

Il s'agit d'une erreur de solvant ou de volume utilisé lors de la reconstitution par rapport aux recommandations officielles du produit quand elles existent.

Exemple de mauvaise reconstitution : TICARPEN* 1 g injectable a été reconstitué avec 10 ml d'eau pour préparation injectable les recommandations préconisent l'utilisation de 25 à 30 ml.

- mauvaise dilution : 55 lignes (18,1 %)

Exemple de mauvaise dilution : ROVAMYCINE® 1,5 MUI dilué dans le service dans 20 ml de glucose 5 %. Normalement il faut utiliser au minimum 100 ml selon les recommandations.

- gélule ouverte ou comprimé écrasé : 22 lignes (7,2 %)

-   dilution ou délitement d'un comprimé ou d'une poudre : 28 lignes (9,2 %)

Exemple de comprimé écrasé puis délité dans de l'eau : comprimé de PYOSTACINE®
500 mg écrasé avec un écrase-comprimé puis mélangé à de l'eau minérale, alors que le
service pharmacie réalise 30000 gélules par an. De plus, dans ce cas précis, un autre
antibiotique de la même classe thérapeutique aurait pu être utilisé.

-   erreur de dose : 19 lignes (6,2 %)

Exemple d'erreur de dose : Amoxicilline® sirop 125 mg/5ml prélèvement de 10 ml au
lieu de 5 ml.

-   mauvais fractionnement : 44 lignes (14,5 %)

-   heure de préparation inadaptée : 38 lignes (12,5 %)

-   conservation de la préparation inadaptée : 28 lignes (9,2 %)

-   erreur de médicament préparé : 3 lignes (1%)

Exemple d'erreur de médicament préparé : préparation d'une dose/kilo de
DOLIPRANE® sirop per os à la place de PERFALGAN® injectable.

2.3   Administration des médicaments

Au total, 107 administrations de médicaments ont été observées, représentant environ
40 médicaments différents pour 36 DCI. Elles concernent 6 voies d'administration
différentes : injectable (IV, IM, SC), orale, intra rectale, cutanée, oculaire et aérosols.
Elles se répartissent en 38 administrations orales, 52 injectables et 17 pour les autres
voies.
Le nombre d'administrations diffère du nombre de préparations à cause du
fonctionnement du service. En effet, l'administration des médicaments injectables est

réalisée par l'infirmière. Généralement un pousse seringue est utilisé, très peu de médicaments sont administrés en injection veineuse directe ou en perfusion par gravité. Les médicaments destinés aux autres voies (orale, auriculaire, oculaire...) sont administrés par les auxiliaires de puériculture ou parfois par les parents en fonction de leur présence.

Une des limites de l'observation est qu'il était difficile d'assister aux administrations de tous les médicaments dont la préparation à l'administration a été observée, les auxiliaires de puériculture se répartissant les chambres et les enfants de façon différente des secteurs infirmiers. La répartition des administrations est indiquée par la figure 8.

Figure 8 : Nombre d'administrations selon les personnes

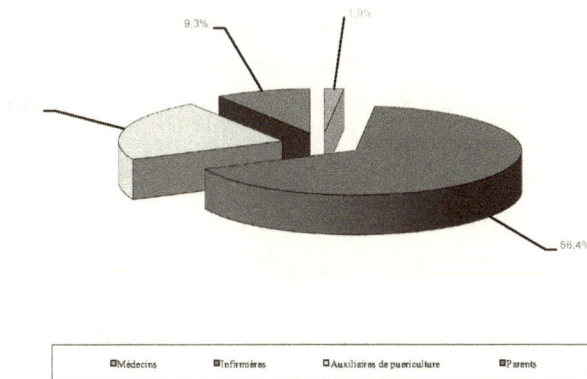

Parmi les observations, aucune erreur de patient, de voie d'administration ou de médicament n'a été relevée. En revanche, 6 administrations de médicaments non prescrits ont été réalisées à des patients. Il s'agit principalement de médicaments antalgiques donnés par l'infirmière de sa propre initiative ou après une prescription orale du médecin. Parfois, la prescription écrite n'a pas été suivie : changement de forme et de voie d'administration principalement concernant les médicaments antalgiques (exemple : remplacement d'un antalgique IV par un antalgique per os : PERFALGAN® par DOLIPRANE®).

Un seul cas d'omission d'administration a été relevé.

La principale erreur lors des administrations se situe au niveau de l'horaire : 15, 2 % des administrations sont réalisées avec plus d'une demi-heure de retard sur la planification prévue et ceci quelle que soit la voie d'administration.

2.4 Analyse des résultats

2.4.1 Les prescriptions

2.4.1.1 Conformité au référentiel

Environ un quart des prescriptions comportent au moins une non-conformité.

Les non-conformités relevées entraînent potentiellement certaines conséquences :

- l'absence d'identification du patient sur la prescription dans 35,2 % (annexe 1) peut entraîner des risques de confusion entre patients lors de la prescription. En effet, la feuille de prescription généralement présente dans le dossier du patient peut en être séparée et se retrouver sans identification avec impossibilité de la reclasser. Le risque de traiter un patient pour un autre n'est de ce fait non négligeable.

- l'absence de datation de la prescription peut entraîner une mauvaise application de la prescription, notamment dans sa durée d'application.

- enfin la non-identification du médecin prescripteur pose problème lorsque la prescription appelle à des renseignements supplémentaires, d'autant que dans 15 % des cas, des données permettant l'application de la prescription manquent. Il est alors difficile de savoir à qui il faut s'adresser d'où une perte de temps non négligeable, et un risque de dilution de l'information.

2.4.1.2 Les médicaments prescrits

Peu de médicaments sans AMM ou hors AMM sont prescrits contrairement à ce que l'on pouvait attendre. Toutefois, dans ce cas les prescriptions sont souvent faites selon des utilisations consacrées par l'usage. Quelques rares prescriptions, quand aucune alternative n'était envisageable, ont été réalisées sans consensus ou usage intra hospitalier, mais néanmoins toujours après une concertation entre les différents médecins responsables, et après une évaluation du rapport bénéfice risque pour le patient. En comparant les pourcentages de prescription hors ou sans AMM relevés durant l'étude, à ceux retrouvés lors de la revue bibliographique, nous constatons un taux plus faible. L'explication peut résider dans la méthodologie de l'étude, sa durée mais probablement aussi dans la réelle vigilance des médecins prescripteurs particulièrement sensibilisés à cette problématique pédiatrique.

2.4.1.3 *Les anomalies des prescriptions*

Malgré 21,9 % de médicaments mal prescrits, quel que soit le manque d'information relatif à la prescription, il n'a été constaté aucune répercussion ou impact au niveau du patient, mais une analyse de risque pourrait se montrer moins optimiste. En revanche, les conséquences directes de ce dysfonctionnement se sont traduites au niveau du travail des infirmières, lors de la préparation, et de l'administration des médicaments. En effet, le manque d'information inhérent a entraîné une perte de temps afin de récupérer l'information manquante, un travail supplémentaire et parfois des interprétations personnelles avec les limites qu'elles entraînent. Rappelons que dans 70 % des cas la voie d'administration, dans 25 % des cas le dosage de la forme ou la posologie n'étaient pas précisés.

2.4.1.4 *Les erreurs de prescriptions*

Ces erreurs de prescriptions sont globalement peu nombreuses mais représentent néanmoins 7%. Elles n'ont eu aucune conséquence sur les patients. Toutefois, elles peuvent également entraîner des problèmes d'interprétations personnelles des infirmières lorsque deux informations discordantes sont présentes. Ainsi, la transmission d'informations erronées est souvent liée au manque de connaissance ou d'informations pertinentes de la part des prescripteurs sur le médicament. Ceci souligne l'importance du rôle de l'analyse pharmaceutique des prescriptions et de l'intervention pharmaceutique dans la préparation des médicaments et leur dispensation. D'ores et déjà, il parait important de rapidement mettre à jour et diffuser à nouveau le livret thérapeutique pédiatrique interne à Clocheville, et de rappeler aux équipes, l'aide pratique qu'il peut apporter.

Enfin, nous avons constaté une différence concernant les erreurs observées selon la voie d'administration des médicaments. En effet, la voie orale, la plus fréquemment utilisée, n'est pas la plus concernée par les erreurs. Ce sont les autres voies, dont la voie injectable qui sont les plus touchées. Il parait donc important de s'orienter prioritairement sur un travail relatif à l'optimisation de l'utilisation de cette voie d'administration.

Comme on pourrait s'y attendre, le risque d'interaction médicamenteuse n'est pas un problème pédiatrique. Cette absence s'explique sans doute par le faible nombre de médicaments prescrits pour un même patient (3,2 en moyenne).

2.4.2   Les préparations des doses à administrer et les reconstitutions

La première anomalie constatée correspond au recours systématique du mode de préparation pré administration per os, sous forme liquide, dans des seringues stériles normalement destinées à la voie injectable. Un risque potentiel grave d'erreurs de voie d'administration n'est donc pas à exclure.

Pour les médicaments injectables, les principales anomalies sont relatives à leur reconstitution et leur dilution. En effet, les notices des médicaments injectables comportent peu de renseignements sur la reconstitution et la dilution, notamment dans un cadre d'utilisation pédiatrique. Parfois, elles ne comportent d'ailleurs aucun renseignement. Or un des principaux problèmes réside, pour l'enfant, dans les volumes à administrer qui sont faibles d'autant plus s'ils concernent des nouveau-nés ou des nourrissons. Il est difficile, voire impossible, de suivre les indications des laboratoires, quand elles existent. Elles ne prennent pas en compte cette contrainte de concentration d'autant plus quand il s'agit des recommandations adaptées à l'adulte. Une réflexion pourrait être engagée sur des seuils minimums et maximums.

Cette problématique se complique encore plus quand les médicaments sont prescrits en dehors de l'AMM ou sans AMM.

Pour les médicaments oraux le principal problème est lié à l'inadaptation de la forme galénique et à la préparation précise de la dose à administrer qui en découle. En effet, les médicaments pour voie orale sont le plus souvent présentés en comprimés. Le service cherche ainsi à les transformer en solution buvable.

Généralement ils sont écrasés puis dissous, de même que les gélules préparées à la pharmacie sont ouvertes. La solution principalement utilisée est l'eau.

Cette première manipulation modifie la quantité de principe actif disponible (plus ou moins bien écrasé et dissous), la dose nécessaire étant ensuite prélevée.

On peut donc facilement imaginer la précision aléatoire renforcée par de nombreuses réalisations quotidiennes non validées.

Enfin, le dernier problème soulevé concerne la conservation des médicaments. En effet, hormis les médicaments injectables la préparation est toujours faite à l'avance et ils sont stockés dans le réfrigérateur. La conservation des médicaments sous une autre forme que celle d'origine et dans des conditions de conservation au froid n'a généralement pas été étudiée.

2.4.3   Les administrations

L'une des limites de notre étude réside dans le relevé des administrations. En effet, il n'a pas été possible de suivre toutes les administrations aux patients contrairement aux préparations. Aussi les résultats obtenus sont à relativiser en rapport avec le faible nombre d'observations d'administrations relevées. D'autre part, il faut garder en mémoire le fait que ces données sont propres à la pédiatrie A et donc difficilement comparables à un autre service d'organisation différente. Cependant, elles donnent des indications qui permettent d'orienter notre réflexion.

Peu de problèmes ont été rencontrés en ce qui concerne les médicaments injectables. L'heure d'administration ainsi que le débit déterminant la durée d'administration sont généralement respectés. La seule exception réside dans un temps d'administration du médicament de plusieurs heures. En effet, le volume étant inférieur pour les enfants, le temps est souvent réduit et donc le médicament administré plus rapidement que préconisé si un système performant type pompe n'est pas utilisé.

Le dysfonctionnement le plus important concerne encore une fois les médicaments administrés par voie orale ou toute autre voie en dehors de l'injectable. La première remarque concerne la qualification des personnes qui administrent. Comme nous l'avons vu précédemment, il s'agit des auxiliaires de puériculture et/ou des parents. Ainsi, il n'y a pas de contrôle par l'infirmière de la bonne administration et de la compliance du patient. De plus, l'heure n'est pas toujours annotée sur le dossier du patient ce qui peut entraîner des doutes de la prise du traitement et un risque d'oubli ou de double prise. Les horaires d'administration ne sont également pas systématiquement respectés. D'autre part, les administrations ne pouvant être réalisées toutes au même moment, il existe un risque de rapprochement de 2 prises médicamenteuses avec un surdosage ponctuel ou d'espacement trop important qui dans ce cas peut remettre en cause l'efficacité du traitement (exemple : développement de résistances aux antibiotiques temps dépendant). Un changement d'organisation avec établissement de périodes d'administration serait intéressant mais doit être contre balancé avec une faisabilité en terme de moyens humains ou d'investissements des familles dans les traitements de leurs enfants.

2.5 **Comparaison avec les résultats obtenus en chirurgie viscérale pédiatrique**

2.5.1 Les prescriptions

La méthode d'observation et d'analyse des prescriptions est globalement comparable dans les 2 études. En revanche, les critères de « non-conformité » ou d'erreurs de prescriptions relevées ne sont pas tout à fait identiques.

Pour une durée d'étude plus courte dans le service de pédiatrie A (4 semaines) le nombre de prescriptions observées est supérieur à celui observé en chirurgie viscérale. Ceci s'explique par le recours plus systématique à des thérapeutiques médicamenteuses en médecine qu'en chirurgie. Ce dernier type d'unité étant par nature « peu prescripteur ».

En pédiatrie A, 15 % des médicaments comportaient une « mauvaise » prescription principalement représentée par l'absence de voie d'administration ou de forme galénique mentionnée, et environ 7 % comportaient des erreurs de prescription (informations erronées). Ces résultats diffèrent de ceux trouvés en chirurgie viscérale. En effet, 35 % des prescriptions étaient non conformes (159 lignes sur 454 au total) et 2,4 % comportaient des erreurs de prescriptions. Ces erreurs sont plus nombreuses en Pédiatrie A mais moins souvent non conformes (manque d'information) qu'en chirurgie viscérale. Ceci peut s'expliquer par la diversité des médicaments prescrits en Pédiatrie

A par rapport à ceux de chirurgie viscérale. De même, le nombre de prescripteurs en chirurgie viscérale est moins nombreux et ceux ci changent moins souvent de service. En effet, ce sont principalement les médecins anesthésistes titulaires qui rédigent les prescriptions. Ils sont donc très rompus à la prescription des médicaments utilisés. En revanche, la force de l'habitude peut expliquer le fait qu'ils s'attachent moins aux renseignements et informations pratiques lors des prescriptions, correspondant aux résultats inversés à ceux relevés en pédiatrie A concernant la prescription. Pour les interactions médicamenteuses le résultat est le même dans les 2 services : aucune n'a été détectée. Ceci s'explique par le peu de médicaments prescrits en pédiatrie en rapport aux prescriptions adultes. Le risque d'interactions est moindre en pédiatrie.

2.5.2   Les préparations et administrations des médicaments

L'étude réalisée en Pédiatrie A diffère par ce point de celle menée en chirurgie viscérale. En effet, nous nous sommes principalement attachés à suivre une grande majorité de préparations des médicaments en les différenciant des administrations.

Dans l'étude précédente, la préparation n'est pas un critère à part entière mais les erreurs correspondantes sont comptabilisées avec celles liées à l'administration.

Sur 208 administrations, 33 erreurs ont été relevées soit 15,9 % dont 18 % concernaient la préparation des médicaments.

Dans notre étude il s'agit de 2 critères séparément jugés. La comparaison est donc difficile à établir. Toutefois, le pourcentage d'erreur concernant la préparation des médicaments calculé pour le service de chirurgie viscérale est de 2,8 %. Ce taux retrouvé est faible en comparaison à celui trouvé en Pédiatrie A. La prescription majoritaire de médicaments injectables est une explication possible. Enfin, il convient d'être prudent quant à étendre les résultats de ces 2 études à l'hôpital Pédiatrique, chaque service ayant des organisations différentes et des pathologies différentes, cependant elles donnent des indications et des points de travail intéressants.

3   Discussion

L'analyse des résultats obtenus au cours de l'enquête a permis d'orienter notre discussion en 3 parties. La première regroupe les implications de notre enquête a court terme, c'est-à-dire les répercussions directes sur le service et les premières réponses apportées par la pharmacie à certaines demandes du service.

La deuxième partie développera les solutions, à moyen terme, développées par la pharmacie Clocheville : principalement la mise à disposition de formes galéniques et de dosages adaptés à la pédiatrie par la fabrication de gélules et/ou de solutions buvables.

Enfin, la dernière partie évoquera les projets institutionnels communs au CHU de Tours comme la mise en place de prescriptions informatisées et des orientations plus spécifiques à l'hôpital Clocheville tel que la dispensation journalière individuelle nominative (DJIN).

Contrairement aux traitements médicamenteux destinés à l'adulte et comme le vérifie l'enquête présentée, chez l'enfant, ce n'est pas la complexité des traitements et les interactions qui posent problème, mais l'environnement lié à la dose (y compris la posologie), et l'inadaptation des présentations commerciales. Les risques iatrogènes liés à cet état sont classiquement favorisés par un manque de formation, de sensibilisation des personnels médicaux et non médicaux concernant cet aspect malgré une confrontation au quotidien dans la pratique de cette contrainte. Elle est d'autant plus importante et perceptible que les équipes se renouvellent et tournent rapidement. Cette carence est d'ailleurs classiquement entretenue par les compartiments existants entre les différentes catégories de personnels qu'elle favorise.

Les unités, bien que conscientes du problème expriment peu leurs besoins par manque de temps, mais également par méconnaissance de l'organisation de l'établissement et des moyens pouvant être mis à disposition, même les plus simples à mettre en œuvre.

3.1   Les réponses immédiates

Un certain nombre de points de réflexion et d'actions immédiates sont proposés afin d'améliorer le niveau d'information disponible dans les unités de soins et de son traitement.

3.1.1 Les génériques

Au cours de cette étude, l'une des premières demandes exprimée du service concernait les médicaments génériques. En effet, à l'hôpital, les médicaments sont achetés selon le code des marchés publics et donc systématiquement après appels d'offre en ce qui concerne le CHU de Tours. Les médicaments pour lesquels il existe une concurrence directe (génériques) peuvent venir de fournisseurs différents à chaque nouvelle campagne d'achat, bisannuelle à Tours. Ainsi, pour les infirmières il est difficile de savoir quel est le médicament disponible, et s'il correspond exactement au médicament prescrit, d'autant que les médecins prescrivent souvent le médicament princeps sans toujours se soucier de la spécialité réellement disponible à l'hôpital. Cette situation se rencontre également quand un enfant poursuit un traitement préétabli pendant son hospitalisation. Il revient le plus souvent aux infirmières de retrouver le bon médicament soit générique soit, à l'extrême équivalent à la même classe thérapeutique. Cette contrainte peut entraîner des erreurs lors de la lecture d'une prescription et se répercuter sur la préparation elle-même des doses à administrer. Il s'agit donc d'un risque important d'erreurs retrouvées lors de l'administration des médicaments. L'effet structurant de l'informatisation de la prescription permettra de proposer d'emblée l'équivalent disponible dans l'établissement ou d'orienter vers une molécule de la même classe, d'inciter à prescrire en DCI et d'intéresser les médecins à l'organisation générale de l'établissement et de faire plus systématiquement intervenir le corps médical comme étape de validation.

Afin d'apporter une solution rapide et claire pour faciliter la recherche d'équivalence un tableau correspondant a été élaboré regroupant les médicaments les plus fréquemment utilisés. Il permet d'identifier le nom de la molécule (Dénomination Commune Internationale), le nom le plus connu de ce médicament (princeps) et les noms de fantaisie ou génériques existants. En caractères gras et rouge apparaît le médicament disponible à l'hôpital après appel d'offre. Ce tableau sera donc mis à jour à chaque nouveau marché afin de déterminer quel est le médicament disponible sur l'hôpital (caractère gras et rouge). Il est précisé que pour tout produit en dehors de cette liste, il convient de contacter le prescripteur ou le pharmacien.

Ce tableau a donc été élaboré au cours de l'étude et remis aux infirmières et aux médecins prescripteurs afin que ceux-ci prescrivent directement le médicament disponible à l'hôpital et diminuent ainsi le risque d'erreur lors du relais de la prescription par l'infirmière. Il a été divisé en deux parties : une pour les médicaments anti-infectieux et l'autre pour les autres médicaments selon les souhaits de l'unité.

Cette démarche a permis d'inciter les médecins à prescrire en DCI, ou selon le tableau indiquant les spécialités disponibles à l'hôpital. Les difficultés d'application de cette règle restent liés à l'habitude de prescriptions et au changement régulier de marché à l'hôpital, associé au changement semestriel des internes en médecine et au caractère « papier » du document. La limite de ce type de gestion de l'information est en effet sa pérennisation en l'absence d'outil informatique systématique.

3.1.2 Les préparations injectables

Les principales anomalies retrouvées lors de la préparation (33,3 %) concernent les médicaments injectables. Ils ont donc largement constitué un axe prioritaire au regard de leur dangerosité. Nous avons constaté que les ouvrages de référence (Vidal) et/ou les notices explicatives des médicaments développent peu le mode de préparation et d'administration, voire parfois ne donnent aucune indication et encore moins pour la pratique pédiatrique.

En effet, les recommandations ne concernent souvent que les adultes. Il apparaît très souvent que les modes de préparation existants (volumes préconisés pour la reconstitution puis la dilution) sont inadaptés aux nouveau-nés, les volumes préconisés souvent trop élevés pour ces patients.

De ce fait, les infirmières préparent souvent selon « un usage » correspondant à l'habitude du service ou d'infirmières plus expérimentées. Il est fréquent et logique de constater des variations d'une infirmière à l'autre et des différences avec les données du laboratoire fabriquant le médicament considéré. Cette pratique est d'ailleurs favorisée par le fait que, à l'hôpital, les médicaments sont en général achetés séparément des solvants de reconstitution.

Notre réflexion s'est orientée vers l'élaboration d'un tableau récapitulatif permettant de déterminer de manière uniforme, et après avis de l'équipe médicale et paramédicale le mode de reconstitution et de dilution de médicaments couramment utilisés.

Ce tableau a été conçu en se basant sur les recommandations des ouvrages de référence, des monographies ainsi que sur les pratiques infirmières constatées lors de l'étude.

La limite de cette méthode est d'acter des pratiques (qui ont néanmoins le mérite de pouvoir devenir homogènes, et possiblement de s'étendre sur l'ensemble de l'hôpital) mais qui doivent être clairement validées notamment par des dosages (objectifs). Une table de correspondance ml – dose pourrait être réalisée afin de permettre aux infirmières de préparer les doses sans avoir à faire de calculs.

Cette demande sera un axe fort de collaboration avec le laboratoire de contrôle du service de pharmacie Trousseau du CHU de Tours et avec les autres hôpitaux à vocation pédiatrique.

3.1.3   Les préparations orales

Une autre anomalie fréquemment rencontrée concerne la préparation des doses à administrer par voie orale à partir de spécialités dont la forme galénique n'est pas adaptée aux enfants, et en particulier aux nouveau-nés et aux nourrissons : comprimés, gélules, dosages uniques. En effet, une grande majorité des patients ne peuvent pas avaler des gélules ou des comprimés qui de plus ont souvent un dosage inadapté. Même si le service de pharmacie prépare 30000 gélules par an, l'infirmière est confrontée à la problématique de rendre le médicament administrable à la bonne dose. Le moyen souvent utilisé est d'écraser les comprimés ou d'ouvrir les gélules puis de dissoudre les poudres dans de l'eau ou dans divers aliments et de fractionner la quantité totale pour obtenir la quantité souhaitée. Cette pratique se heurte à différents problèmes dont le principal est le manque de précision lors de ces manipulations concernant le fractionnement et à terme la dose désirée. Dans le cas de médicament à marge thérapeutique étroite, cela peut être source de grave erreur de sur ou de sous dosage, avec une incertitude quant à l'efficacité du traitement.

De plus, il arrive fréquemment que la solubilité du comprimé écrasé ou de la poudre ne soit pas bonne. Auquel cas, la dose totale ne se retrouve pas dans la solution finale. Le problème est encore plus crucial pour les médicaments dont la forme galénique a été conçue pour les protéger ou cibler leur action. Après manipulation il est donc impossible d'apprécier réellement l'efficacité du produit avec un risque d'effets indésirables.

Enfin, ces manipulations, en plus du surplus de travail, n'ont pas été validées pour la stabilité du produit. Ce point est d'autant plus important que, les doses à administrer sont préparées à l'avance (parfois plusieurs heures) et stockées au réfrigérateur.

Un tableau récapitulant les dosages disponibles en fonction du poids de l'enfant et de la posologie pourra être proposer aux services de soins afin de faciliter le choix du traitement. La pharmacie pouvant alors informer les services de soins dans le but de dégager du temps pour les soins aux patients et l'administration des traitements médicamenteux.

A partir du relevé des préparations, il a été établi une liste des médicaments administrés par voie orale pour lesquels la forme comprimé a été écrasée, la forme gélule ouverte puis diluée et éventuellement fractionnée.

Liste des gélules ouvertes

    - gélules fabriquées à la pharmacie

        Propranolol 1 mg

        Propranolol 5 mg

        Lopril 1 mg

        Lopril 5 mg

Liste des comprimés écrasés (priorité à prendre en compte dans la recherche d'une solution)

        Tracleer® 62,5 mg

        Aldactone®50 mg

        Hydrocortisone® 10 mg

        Rulid® 100 mg

        Pyostacine® 500 mg

        Speciafoldine® 5 mg

        Mini sintron®

        Renitec® 20 mg

        Previscan®

Ce travail a permis à la pharmacie de constater que malgré la fabrication de gélules à des dosages adaptés cela n'empêche pas l'ouverture et surtout parfois le fractionnement de celles ci. Il conviendra de revoir les besoins des services concernant les dosages des préparations réalisées à la pharmacie en développant des dosages adaptés afin de ne plus être obligé de fractionner avant de diluer.

De même, un certain nombre de spécialités sous forme comprimé sont régulièrement écrasées. La liste de ces spécialités permettra de proposer des solutions au service de pédiatrie A en fonction des médicaments disponibles sur l'hôpital. Pour ceux n'ayant aucun équivalent, une préparation de gélules à des dosages adaptées pourra être proposée afin de supprimer une étape peu précise lors de la préparation (principalement écrasement des comprimés et fractionnement).

Malgré un détournement de l'utilisation des gélules préparées par la pharmacie, il apparaît un intérêt certain de ces préparations. En effet, elles permettent, dans la majorité des cas, d'être sur de la dose même si la poudre est diluée ou administrée avec des aliments.

3.2 A moyen terme

3.2.1 Les préparations orales

Malgré le peu de problèmes relevés lors de l'administration et le faible nombre d'erreurs relevées en dehors de l'horaire d'administration, le conditionnement de ces formes orales se fait dans des seringues stériles destinées normalement à la voie injectable. Ainsi la pharmacie envisage de proposer aux unités de soins des seringues buvables à utiliser systématiquement. La limite principale de cette mesure est liée au coût engendré par ce type de matériel (différence d'un facteur 10 entre les 2 types de dispositifs médicaux). La quantité de seringues nécessaires reste à évaluer selon les services, tous n'ayant pas le même nombre de prescriptions orales. Un essai pourrait être mis en place afin de tester l'utilisation de ces seringues.

Toutefois, la forme galénique la plus adaptée à la pédiatrie est la forme buvable (sirop, gouttes). Aux Etats Unis une étude réalisée [62] a souligné le peu de médicaments existant sous forme liquide et permettant ainsi d'administrer les doses selon le poids et de façon précise et pratique.

Une enquête réalisée en 1997 par la SFPC (Société Française de Pharmacie Clinique) a montré que les gélules sont les préparations les plus fréquemment réalisées au sein des hôpitaux (82 %) [39 ; 63]. En effet il est plus simple de préparer des gélules mais comme notre étude le montre leur utilisation est à remettre en cause si l'administration se solde par de nouvelles manipulations et divisions. Il faut donc dans un premier temps retravailler avec les services (prescripteurs) pour avoir des dosages mieux adaptés à des prises unitaires. En revanche, les préparations liquides buvables sont peu nombreuses. Parmi les explications retrouvées, l'utilisation détournée des préparations injectables est observée ainsi que les difficultés de formulation en terme de faisabilité et de validation, de contrôle des préparations, la difficulté d'obtention des principes actifs [63], des études de stabilité afin de déterminer des péremptions validées.

La voie réglementaire donne un cadre mais ne résout pas la problématique liée à la pédiatrie. A l'hôpital, les préparations magistrales et hospitalières sont réglementées par l'article L.51111.1 de la loi du 8 décembre 1992 [64] et par l'article L5121-1 de la loi du 20 décembre 2002 [65].

Cet article définit :

- une préparation magistrale comme tout médicament préparé extemporanément en pharmacie selon une prescription destinée à un malade déterminé

- Une préparation hospitalière comme tout médicament préparé selon les indications de la pharmacopée et en conformité avec les bonnes pratiques mentionnées à l'article L. 5121-5, en raison de l'absence de spécialité pharmaceutique disponible ou adaptée dans une pharmacie à usage intérieur d'un établissement de santé ou dans l'établissement pharmaceutique de cet établissement de santé autorisé en application de l'article L. 5124-9. Elles sont dispensées sur prescription médicale à un ou plusieurs patients par une pharmacie à usage intérieur dudit établissement.

La tâche est encore plus complexe pour les pharmaciens d'officine et rend difficile la liaison hôpital - ville. En effet, les décrets n° 82-200 du 25 février 1982 et n° 80-512 du 07 juillet 1980 portant application de l'article L. 626 du code de la santé publique [66] interdisent la prescription et l'incorporation dans les préparations magistrales de certaines plantes, substances ou spécialités en officine de ville. Le relais des traitements débutés à l'hôpital avec des préparations adaptées en dosage et forme galénique à l'enfant sont de ce fait difficile. L'interprétation et l'application de cette réglementation sont d'ailleurs variable d'une région à l'autre.

La pharmacie de l'hôpital Clocheville ayant depuis plusieurs années, développé des formes gélules au dosage adapté aux besoins pédiatriques souhaite étendre ces préparations hospitalières à des formes orales buvables avec des moyens de fractionnement précis et permettant une reproductibilité.

En 2003 le nombre d'unités de gélules fabriquées étaient de 21200 ce qui correspond à 83,4 % des unités fabriquées par la pharmacie. Les solutions fabriquées représentaient 3955 unités soit 15,6 % des unités fabriquées (figure 9).

Deux médicaments sont préparés et conditionnés à la pharmacie en solution buvable. Il s'agit du saccharose et de l'hydrocortisone.

Figure 9 : Nombre d'unités fabriquées en 2003 répartis selon la forme galénique

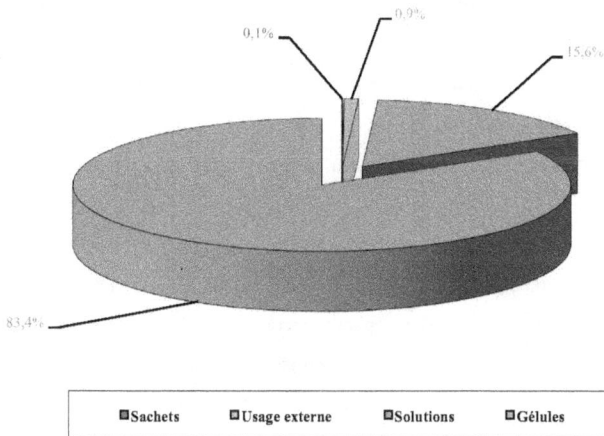

| ▣Sachets | ▣Usage externe | ▣Solutions | ▣Gélules |

Entre 2002 et 2003 nous avons constaté une diminution de 8,99 % de gélules fabriquées. En revanche, les solutions fabriquées ont augmenté de 77,20 % (figure 10). Ces préparations sont obtenues le plus souvent à partir de spécialités disponibles.

Figure 10 : Evolution du nombre d'unités fabriquées entre 2002 et 2003

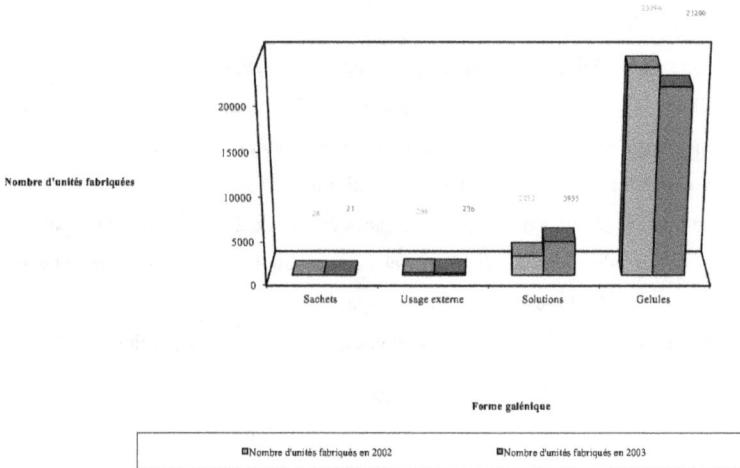

Comme à chaque fois, ces préparations se heurtent aux difficultés de mise au point, de faisabilité et de moyens à mettre en œuvre. Chaque nouvelle préparation demande un processus avec des étapes validantes.

Par exemple, au CHU de Tours une suspension buvable pour remplacer les gélules de Mopral® avait été demandée. Hors la solution tamponnée préparée selon la bibliographie, perdait son efficacité, aussi la pharmacie en collaboration avec les médecins a cherché une autre voie afin d'éviter le recours à une prescription de Mopral® injectable, quand la voie orale est possible.

A ce titre une fiche récapitulative (**annexe 5**) a été rédigée concernant le traitement de l'œsophagite et du reflux gastro œsophagien compliqué chez l'enfant. Cette fiche rédigée avec la collaboration des médecins est mise à disposition des services afin de les aider dans le choix d'une alternative au traitement injectable. Ce travail a également pour but d'encadrer les utilisations des gélules afin de conserver l'efficacité du produit tout en rendant possible l'administration orale.

3.2.2   Le livret thérapeutique

La mise à jour du livret thérapeutique pédiatrique existant à l'hôpital Clocheville, est désormais relancée, sa dernière édition étant ancienne. Cette remise à jour sera réalisée selon les évolutions thérapeutiques existantes et les marchés au sein de l'hôpital. La rédaction de ce manuel demande beaucoup de travail, de collaboration entre les différents personnels hospitaliers afin de combler le manque d'information. Il reste évidemment propre à l'hôpital de Tours et ne pourra pas être considéré comme une référence légale en cas de problème.

Sa diffusion se heurte à la limite du papier et de son édition ainsi qu'aux limites liées à intranet. Malgré l'accessibilité de ce système son utilisation n'est pas forcément rentrée dans les mœurs. Ce phénomène est accentué par le faible nombre de postes informatiques disponibles dans les services.

3.3 **A long terme**

A plus long terme, différents axes de travail sont ressortis de notre étude.

3.3.1 Optimisation de l'information

La première concerne l'éducation des prescripteurs : en effet, le risque d'erreurs et d'effets indésirables et/ou iatrogénie serait diminué si les prescriptions médicales étaient claires, précises et en DCI pour tous les médicaments. Il s'agit donc de changer les habitudes des prescripteurs par des rappels fréquents et réguliers des problèmes rencontrés.

De même, le calcul des dilutions (injectables ou autres) et le recalcul des doses entraînent des risques importants de sous, et surtout de surdosage (en particulier pour la voie injectable). Pour pallier ce problème, aux Etats Unis, un certain nombre de pharmacie mettent à disposition des services de soins des tables indiquant les correspondances poids / posologie / volume de solvant.

Il est également important de sensibiliser les différents personnels afin de rompre les barrières existantes entre les prescripteurs, les paramédicaux.

De plus, instaurer la présence régulière d'un pharmacien au sein des services, comme référent, pourrait permettre de reproduire cette étude dans d'autres services et ainsi de relever les problèmes, développer et maintenir une relation professionnelle de confiance entre le service de pharmacie et les services de soins et proposer des solutions pratiques et exportables aux autres unités de soins de l'établissement.

3.3.2 Evolution des choix lors des appels d'offre

Un second point sur lequel il semble important d'agir est le choix des médicaments lors des appels d'offre. En effet, il parait nécessaire d'inclure, le plus souvent possible, dans les appels d'offre des critères de choix incluant les spécificités liées à la pédiatrie (formes galéniques, dosages et modalités de reconstitution et de dilution). En précisant certaines exigences dans les appels d'offre, les laboratoires fourniraient peut être plus de renseignements et d'information. Ces orientations et besoins doivent clairement être exprimés en amont et ceci dès la rédaction du cahier des charges des appels d'offres.

Cette proposition peut déjà être utilisée à la prochaine campagne de procédure des marchés.

3.3.3 Prescription informatique

L'une des solutions, à plus long terme, pouvant être proposée est la mise en place de prescriptions médicales informatisées. En effet, selon certaines études il est apparu que l'informatisation permet de réduire l'incidence des erreurs (de prescription) et des évènements indésirables **[67]**. Cette solution est mentionnée par l'arrêté du 31 mars 1999.

Un logiciel informatique doit permettre la prescription des ordonnances avec les informations permettant une aide aux prescripteurs concernant notamment les posologies, indications, interactions et contre indications. A terme, un lien doit être établi avec le service pharmacie afin de pouvoir développer l'analyse pharmaceutique des prescriptions et la dispensation journalière individuelle nominative des traitements. Cette dernière phase est, en ce qui concerne en pédiatrie, réalisable au regard du faible nombre de médicaments prescrits par enfant. La limite étant là aussi la mise à disposition de formes adaptées.

Le plan hôpital 2007 recommande, en effet, aux établissements de santé d'optimiser leur circuit du médicament en développant les contrats de bon usage et la sécurisation du circuit notamment avec l'aide de l'informatique. Ainsi, le CHU de Tours a décidé de s'équiper d'un logiciel informatique pour les prescriptions médicales. Un appel d'offre a été déposé. Le CHU a procédé au choix du logiciel parmi ceux ayant répondus aux cahiers des charges. Après essais, formations auprès des différentes sociétés ayant répondu et des hôpitaux déjà dotés d'un logiciel informatique le choix s'est porté sur le logiciel ACTIPIDOS®.

Ce logiciel sera testé dans 3 services différents de l'hôpital sur chacun des sites. Pour la pédiatrie, le service choisi est la chirurgie viscérale, lieu de la première enquête réalisée (l'essai sera réalisé dans le premier trimestre 2005).

3.3.4   Projet de centralisation de reconstitution des injectables

La pharmacie Clocheville prépare des poches de nutrition parentérale et met en place la reconstitution des cytostatiques. Parallèlement et à plus long terme, la centralisation de reconstitution des médicaments injectables est envisagée. Ce projet permettrait ainsi d'uniformiser, au sein de l'établissement, la reconstitution et dilution des médicaments injectables. De plus, les infirmières ainsi soulagées d'un travail long et lourd disposeraient de temps supplémentaire pour les patients dans un contexte de pénurie en personnel. Les conditions de conservation des médicaments seraient meilleures avec la réalisation d'études pour leur validation. De même, les horaires d'administration pourraient être mieux respectés.

3.3.5   Dispensation nominative

La dispensation journalière individuelle nominative pour tous les traitements médicamenteux y compris la voie orale est bien sur l'idéal auquel il faut tendre et ne plus considérer comme une utopie.

4   Conclusion

Cette enquête réalisée sur 4 semaines a demandé un investissement du service de pédiatrie A et du service de pharmacie. Investissement au vrai sens du terme car la collaboration entre l'enquêteur et les personnes auditées (médecins, infirmières, auxiliaires de puéricultures) a permis d'obtenir un travail dont les résultats ont permis de diagnostiquer objectivement les problèmes relatifs au risque iatrogène en pédiatrie. Ainsi a pu être abordé le sujet de la iatrogénie avec les différents partenaires hospitaliers. En effet, sans préjuger d'erreurs, chacun a pu se rendre compte des difficultés rencontrées et être sensibilisé aux risques encourus. Les personnes auditées, au fur et à mesure de l'étude, ont pris conscience des risques d'erreurs et ont prêté plus d'attention à une partie de leur travail quotidien. Indépendamment des limites et/ou biais de notre travail, cette influence peut être jugée comme positive. Elle doit être maintenue dans les services par la diffusion des résultats de cette étude et des rappels réguliers au sein du service.

Ce travail, qui a audité l'ensemble du circuit du médicament, de la prescription à l'administration a permis de cibler et hiérarchiser les actions à engager pour améliorer les conditions d'utilisation des médicaments (tableau 1).

Il serait probablement intéressant d'étendre ce type d'enquête dans d'autres services afin d'obtenir des renseignements représentatifs de l'ensemble de la pédiatrie au sein du CHU de Tours.

Ce travail confirme également l'isolement des professionnels en matière de médication pédiatrique. Un véritable maillage institutionnel, avec échange des données des équipes, doit se mettre en place.

Tableau 1 : Actions à mener suite à l'enquête réalisée dans le service de Pédiatrie A en décembre 2003 sur le circuit du médicament

Actions – Objets	Priorité et délai de mise en œuvre	Fréquence de remise à jour	Commentaires
Tableau des équivalences vraies (génériques)	CT - U	Changement des marchés (2 ans)	
Tableau de mode de dilution et reconstitution des médicaments injectables Etape 2 : proposer en plus sur ce tableau une dose apportée par ml perfusé	CT – MT - U	Commencer par le service de Pédiatrie A Puis l'UPSI et le service de Néonatologie	proposer une collaboration pour la validation physico chimique avec le laboratoire de contrôle Faire une étude au moins visuelle (non réalisé)
Revoir le dosage des gélules proposées ou proposer un tableau d'aide à l'administration par DCI	CT		La Pédiatrie A reflet en solution systématiquement nos gélules et les repartis elle-même
gélules pour lesquels il y a redilution et repréparation par l'infirmière afin de mieux adapter le dosage ou la	CT - MT		Liste réalisée au décours de l'étude
Repérer les médicaments écrasés pour au moins préparer des gélules adaptées	CT – MT		Liste réalisée au décours de l'étude
Changer les seringues injectable en seringues orales pour l'administration	MT - LT		
Développer la mise à disposition de formules buvables	CT - MT		
Mise à jour du livret thérapeutique	CT - MT		Accord pour diffusion intranet

CONCLUSION GENERALE

CONCLUSION GENERALE

La iatrogénie a été peu étudiée chez l'enfant comme le confirme la recherche bibliographique réalisée dans la première partie de ce travail. L'objet de ce travail était de déterminer les risques iatrogènes liés aux contraintes du circuit du médicament en pédiatrie au travers d'une enquête d'un mois dans un service de soins, secondairement à un premier travail de ce type réalisé en chirurgie pédiatrique viscérale.

Cette étude nous a permis de constater certains disfonctionnements et/ou habitudes de l'unité auditée pouvant entraîner un risque de iatrogénie. Même si durant la période d'enquête aucune erreur n'a apparemment eu de conséquence majeure ce qui est rassurant, il existe néanmoins des conditions propres à autoriser l'incident.

Ce travail a conduit à une prise de conscience des difficultés que peut engendrer une prescription incomplète, peu claire ou imprécise, et mal exécutée. Ainsi, les médecins, les infirmières et les autres personnels soignants de l'unité ont constaté que le travail de chacun se répercute sur celui des autres. Une erreur ou une interprétation personnelle peut entraîner des erreurs avec plus ou moins de conséquences pour le patient.

Il est important de poursuivre cet effort de prise de conscience, de communication établie entre les différents corps de métier impliqués. Il est probable que les problèmes ainsi soulevés dans le service de pédiatrie A sont également rencontrés dans les autres services de l'hôpital. Une concertation et une mise en commun des informations, des difficultés rencontrées et des solutions apportées peuvent favoriser une évolution positive.

Enfin, il est également important de souligner l'intérêt et l'importance de la présence d'un pharmacien au sein même des services dans le but de favoriser l'évolution des pratiques et de coordonner toute amélioration du circuit du médicament. Sa compétence galénique et son expertise peuvent permettre d'éviter l'utilisation détournée ou incorrecte de certaines formes médicamenteuses.

Ce travail, sans avoir mis en évidence de graves conséquences apparentes en terme de iatrogénie ou d'effets indésirables liés à la manipulation de médicaments, se veut être un outil d'aide à la décision des solutions à court et à moyen terme à apporter aux services de l'hôpital Clocheville et une piste de projets à développer afin de répondre aux exigences et besoins légitimes des services de pédiatrie. Les problèmes rencontrés sont communs à l'ensemble des hôpitaux ayant des lits pédiatriques.

Actuellement la mutualisation ou le maillage existent d'une manière incomplète, informelle ou partielle. En effet, les sociétés savantes existantes regroupent généralement des pharmaciens hospitaliers, industriels ou officinaux travaillant sur certains secteurs pharmaceutiques. Hors tous les secteurs ne sont pas exploités et de nombreux hôpitaux concernés par ceux-ci ne s'investissent pas ou de façon très ponctuelle. Il faut systématiser le recours à l'aide et à l'appui apportés par ces sociétés savantes (SFPC, ESCP) comme c'est le cas pour nos collègues médecins pédiatres.

ANNEXES

ANNEXES

Annexe 1 :

Feuille de prescription individuelle journalière du service de pédiatrie A

Annexe 2 :

Fiche de recueil des prescriptions médicales

Annexe 3 :

Fiche de recueil des préparations des médicaments

Annexe 4 :

Fiche de recueil des administrations des médicaments

Annexe 5 :

Traitement de l'œsophagite et du reflux gastro œsophagien compliqué chez l'enfant

1. __Annexe 1 : Feuille de prescription individuelle journalière du
   service de pédiatrie A__

Nom : Prénom : Date Nce :		Date : Feuille n° :	Poids : Taille : P.C. :	Alb : S. : A.C. :	Leuco : Nitrites : Sang :

Soins de base	HEURES												
HYGIENE	Bain/Douche/Toilette au lit												
	Toilette par parents												
	Soins de peau												
	Soins d'Ombilic												
	Soins d'yeux												
	Soins de siège												
	Poids												
	Vêtements personnels												
ELIMINATION	Urines/Diurèse												
	Pose poche urines												
	Bandelette urinaire												
	Selles/Gaz												
	Vomissements si repos digestif												
MOBILISATION	Proclive dorsale/ventrale												
	Repos strict au lit												
	Lever au fauteuil/transat												
	Aide à la marche												
	Prévention d'escarres												
RELATION / EDUCATION	Sommeil												
	Soins éducatifs												
	Salle de jeux												
	Ecole												
	Téléphone parents												
	Visites parents												
	Comportement de l'enfant												
	INITIALES												

Faire une croix :
Noire ou bleue = soins faits
Croix rouge = cible
Vêtements personnels :
Faire une croix / jour.

Hygiène
Faire une croix
dans la case :
B = Bain
D = Douche
T = Toilette

Urines :
Faire une croix
dans la case
Diurèse :
noter la quantité

Selles :
M = méconium
S.N. = selles normales
S.M. = selles molles
S.L. = selles liquides
G = Gaz

Mobilisation :
Faire une croix

Proclive :
D = dorsale
V = ventrale

DIAGRAMME DE SOINS ET DE SURVEILLANCE   - PEDIATRIE A -

	IDE PDE	Auxiliaire de puériculture	Stagiaire
Matin			
Après-midi			
Nuit			

	HEURES Surveillance											
CONSTANTES - THERMOREGULATION	Fréquence cardiaque											
	Fréquence respiratoire											
	Tension artérielle											
	Scope											
	Température axillaire											
	Température rectale											
	Température incubateur											
	SAO²											
RESPIRATION	Oxygène											
	Peak flow											
	D.R.P.											
	Aspiration											
SOINS ET SURVEILLANCE	Emla/Saccharose											
	Site d'inj.veine périphérique											
	Surveillance/Débit											
	Changement de tubulure											
	Ecrin/Ph métrie/Holter											
	Pacemaker											
	Pansement											
	Glycémie											
	Douleur											
	Observations :											
	INITIALES											

Constantes :	**Kiné/DRP/Aspiration :**	**Pacemaker :**	**Oxygène :**	**Site d'injection :**
Noter les chiffres dans la case	NP = non productif	DA = détect.auriculaire	Préciser	Préciser la localisation
Emla/Saccharose :	PP = peu productif	DV = détect. Ventricule	Sonde	
E = Emla	P = productif	SA = sentinelle auriculaire	Masque	**Douleur :**
S = Saccharose	TP = très productif	SV = sentinelle ventriculaire	Lunette	Noter l'EVA
		Glycémie :		
		Noter le chiffre		

ALIMENTATION HEURE	matin			après-midi			nuit		
Allaitement maternel									
Biberons									
Pose de sonde									
Vérification Sonde gastrique									
Résidus gastriques									
N.E.T.									
N.E.D.									
N.E.C.									
Réhydratation orale									
Soins de bouche									
Régurgitations									
Vomissements									
REGIME :									
OBSERVATIONS :									
Initiales									

REGIME	Petit-Déjeuner	Collation	Déjeuner	Goûter	Dîner
Boissons					
Initiales					

Nuit :

Initiales :

Etiquette

Pédiatrie A – CLOCHEVILLE – CHU TOURS

Médecin :   **Date :**

PRESCRIPTION – POSOLOGIE	V.A.	PLANIFICATION – ADMINISTRATION								
		M	Après-Midi		Nuit			Matin		

ALIMENTATION	SURVEILLANCE et SOINS LOCAUX

Surligner l'heure quand le médicament est administré   H/I = Heure / Initiales de l'IDE

2. Annexe 2 : Fiche de recueil des prescriptions médicales

RECUEIL DES PRESCRIPTIONS

Date de prescription:	Motif d'hospitalisation et évolution	Bilan biologique
Initiales :		
Age :	**Antécédents**	
Sexe :		
Poids :		

	Médicame	Posolo e	Remarques	Planification infirmière
1				
2				
3				
4				
5				
6				

Remarques		
Conformité au référentiel	OUI / NON	Remarques:
Pas d'indication en pédiatrie		
Pathologie non traitée		
Posologie adaptée		
Correspondance dose/quantité méd.	OUI / NON	Remarques:
Voie d'administration inadaptée		
Répartition des prises incorrecte		
Horaire de prise incorrecte		
Autres		
Equivalence / générique		
Interactions médicamenteuses	OUI / NON	Niveau
Interaction clinique	OUI / NON	Niveau

3. Annexe 3 : Fiche de recueil des préparations des médicaments

FICHE DE RECUEIL DES PREPARATIONS

Date :   **Période :**

	Patient								
	Médicament	Voie	Reconstitution	Dilution	Temps	Heure	Fractionnement dose	Remarques
	1							
	2							
1	3							
	4							
	5							
	6							
	Patient							
	Médicament	Voie	Reconstitution	Dilution	Temps	Heure	Fractionnement dose	Remarques
	1							
	2							
2	3							
	4							
	5							
	6							
	Patient							
	Médicament	Voie	Reconstitution	Dilution	Temps	Heure	Fractionnement dose	Remarques
	1							
	2							
3	3							
	4							
	5							
	6							
	Patient							
	Médicament	Voie	Reconstitution	Dilution	Temps	Heure	Fractionnement dose	Remarques
	1							
	2							
4	3							
	4							
	5							
	6							

Remarques

Heure de préparation inadaptée	Mauvais fractionnement dose
Mauvaise conservation des médicaments	Méthode fractionnement inadaptée
Mauvaise reconstitution	Erreur de dose
Mauvaise dilution	Autres
Ecrasement des comprimés	
Dilution ou délitement comprimés	

4. .Annexe 4 : Fiche de recueil des administrations des médicaments

FICHE DE RECUEIL DES ADMINISTRATIONS

Date :   **Période :**

		Médicament	Voie	Heure	Vitesse de perf.	Adm. Simultanée	Remarques
	Patient						
1	1						
	2						
	3						
	4						
	5						
	6						

		Médicament	Voie	Heure	Adm. Simultanée	Vitesse de perf.	Remarques
	Patient						
2	1						
	2						
	3						
	4						
	5						
	6						

		Médicament	Voie	Heure	Adm. Simultanée	Vitesse de perf.	Remarques
	Patient						
3	1						
	2						
	3						
	4						
	5						
	6						

Remarques

	Mauvaise conservation des médicaments
Erreur de patient	
Médicament non prescrit	Autres
Erreur de médicament	
Erreur de voie	
Erreur d'horaires (>30')	
Oubli d'administration	

5. Annexe 5 : Traitement de l'œsophagite et du reflux gastro œsophagien compliqué chez l'enfant

Traitement de l'oesophagite et du reflux gastrooesophagien compliqué chez l'enfant

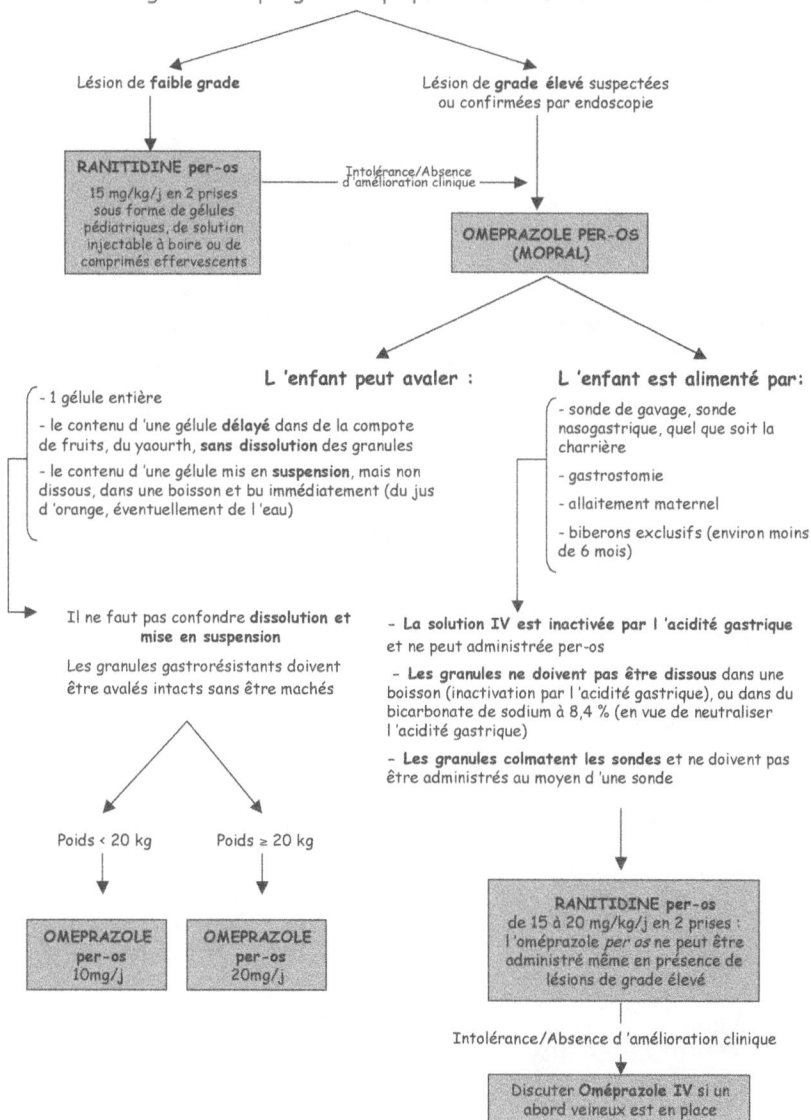

Lésion de faible grade

Lésion de grade élevé suspectées ou confirmées par endoscopie

RANITIDINE per-os

15 mg/kg/j en 2 prises sous forme de gélules pédiatriques, de solution injectable à boire ou de comprimés effervescents

Intolérance/Absence d'amélioration clinique →

OMEPRAZOLE PER-OS (MOPRAL)

L'enfant peut avaler :

- 1 gélule entière

- le contenu d'une gélule **délayé** dans de la compote de fruits, du yaourth, **sans dissolution** des granules

- le contenu d'une gélule mis en **suspension**, mais non dissous, dans une boisson et bu immédiatement (du jus d'orange, éventuellement de l'eau)

L'enfant est alimenté par:

- sonde de gavage, sonde nasogastrique, quel que soit la charrière

- gastrostomie

- allaitement maternel

- biberons exclusifs (environ moins de 6 mois)

Il ne faut pas confondre **dissolution et mise en suspension**

Les granules gastrorésistants doivent être avalés intacts sans être machés

- **La solution IV est inactivée par l'acidité gastrique** et ne peut administrée per-os

- **Les granules ne doivent pas être dissous** dans une boisson (inactivation par l'acidité gastrique), ou dans du bicarbonate de sodium à 8,4 % (en vue de neutraliser l'acidité gastrique)

- **Les granules colmatent les sondes** et ne doivent pas être administrés au moyen d'une sonde

Poids < 20 kg

Poids ≥ 20 kg

OMEPRAZOLE per-os 10mg/j

OMEPRAZOLE per-os 20mg/j

RANITIDINE per-os de 15 à 20 mg/kg/j en 2 prises : l'oméprazole *per os* ne peut être administré même en présence de lésions de grade élevé

Intolérance/Absence d'amélioration clinique

Discuter **Oméprazole IV** si un abord veineux est en place

BIBLIOGRAPHIE

BIBLIOGRAPHIE

1. Noso News. Bulletin du C.CLIN Ouest. Mai 2002 N°24

2. Loi n° 2002-303 du 4 mars 2002 relative aux droits des malades et à la qualité du système de santé. JO n°54 du 5 mars 2002 : 4118.

3. Pourrat X, Antier D, Douet O, Duchalais A, Lemarié E, Mesny J, Robert M, Meunier P, Rouleau A, Grassin J. Identification et analyse des erreurs de prescription, de préparation et d'administration des médicaments en réanimation, médecine et chirurgie au CHU de Tours. Presse Med 2003 ; 32 : 876-82.

4. Calop J, Grain F. Iatrogénie médicamenteuse. Pharmacie clinique et thérapeutique par l'association nationale des enseignants de pharmacie clinique. MASSON 2000 : 9-20.

5. Rapport de mission sur la iatrogénie médicamenteuse et sa prévention par Patrice Queneau. 1998.

6. Michel P, Quenon JL, De Sarasqueta AM, Scemana O. L'estimation du risque iatrogène grave dans les établissements de santé en France. DRESS Etudes et résultats n° 219 février 2003.

7. ASHP Reports. Suggested definitions and relationships among medication misadventures, medication errors, adverse drug events, and adverse drug reactions. Am J Healh Syst Pharm 1998 ; 55 : 165-66.

8. Tissot E, Henon T, Cornette C, Jacquet M. Incomplete prescription : a potential medication error. Presse Med 1999 ; 28(12) : 625-28.

9. Références relatives à l'erreur médicamenteuse. 2ème forum AAQTE. Supplément au Pharmacien Hospitalier 1998 ; 33 (135) : 2-21

10. Bulletin pharmacovigilance. Afssaps et CRPV Mai 2001 N°1.

11. Iatrogénie. DGS /Groupe Technique National de Définition des Objectifs. 2003

12. Queneau P, Grandmottet P. Prevention of avoidable iatrogenic effects : the obligation for vigilance. Presse Med 1998 ; 27(25) : 1280-82.

13. Lacoste-Rousillon C, Pouyanne P , Haramburu F, Miremont G, and Bégaud B. Incidence of serious adverse drug reactions in general practice : a prospective study. Clinical Pharmacology et Therapeutics 2001 ; 69 (6) : 458-62.

14. Imbs JL, Pouyanne P, Haramburu F, Welsch M, Decker N, Blayac JP, Begaud B. CRPV Alsace. Iatrogenic medication : estimation of its prevalence in French public hospitals. Therapie 1999 ; 54 (1) : 21-27.

15. Pouyanne P, Haramburu F, Imbs JL, Bégaud B for the French Pharmacovigilance centres. Admissions to hospital caused by adverse drug reactions : cross sectionnal incidence study. BMJ 2000 ; 320 : 1036.

16. Vincent C, Neale G, Woloshynowych M. Adverse events in British hospitals : preliminary retrospective record review. BMJ 2001 ; 322 : 517-19.

17. Wirtz V, Taxis K, Barber ND. An observational study of intravenous medication errors in the United Kingdom and in Germany. Pharm World Sci 2003 ; 25 (3) : 104-11.

18. Gurwitz JH, Field TS, Avorn J, McCormick D, Jain S, Eckler M et al. Incidence and preventability of adverse drug events in nursing homes. Am J Med 2000; 109 : 87-94.

19. Bates DW, Cullen DJ, Laird N, Petersen LA, Small SD, Servi D, Laffel G, Sweitzer BJ, Shea BF, Hallisey R, et al. Incidence of adverse drug events and potential adverse drug events. ADE Prevention study group. JAMA 1995 ; 274 (1) : 29-34.

20. Phillips J, Beam S, Brinker A, Holquist C, Honig P, Lee LY, and Pamer C. Retrospective analysis of mortalities associated with medication errors. Am J Hosp Pharm 2001 ; 58: 1835-41.

21. Kaushal R, Bates DW, Landrigan C, McKenna KJ, Clapp MD, Federico F, Goldmann DA. Medication errors and adverse drug events in pediatric inpatients. JAMA 2001 ; 285 (16) : 2114-20.

22. Selbst SM, Fein JA, Osterhoudt K, Ho W. Medication errors in a pediatric emergency department. Pediatr Emerg Care 1999 ; 15(1) : 1-4.

23. Schneider MP, Cotting J, Pannatier A. Evaluation of nurses' errors associated in the preparation and adminsitration of medication in a pediatric intensive care unit. Pharm World Sci 1998 ; 20 (4) : 178-82.

24. Schumock GT. Methods to assess the economic outcomes of clinical pharmacy services. Pharmacitherapy 2000 ; 20(10Pt2) : 2435-2525.

25. Van der Bemt PM, Postma MJ, Van Roon EN, Chow MC, Fijn R, Browers JR. Cost benefice analysis of the detection of prescribing errors by hospital pharmacy staff. Drug Saf 2002 ; 25(2) : 135-43.

26. Xème congrés de la SFPC. Atelier « Les erreurs médiacmenteuses ». Bruno Charpiat, Jean Chopineau, Edith Dufay, Helene Peyrière. 2002

27. Meier Béatrice. Mémoire de DESS Pharmacie Hospitalière. Revue de la littérature 1998-2001.

28. Brixey J, Johnson TR, Zhang J. Evaluating a medical error taxonomy. Proc AMIA Symp. 2002 : 71-5.

29. National Coordinating Council for Medication Error Reporting and Prevention. NCCC MERP Taxonomy of Medication Errors

30. ASHP Report. ASHP guidelines on preventing medication errors in hospitals. Am J Hosp Pharm 1993 ; 50: 305-14.

31. Fontan JE, Maneglier V, Nguyen VX, Loirat C and Brion F. Medication errors in hospitals : computerized unit dose drug dispensing system versus ward stock distribution system. Pharm World Sci 2003 ; 25 (3) : 112-17.

32. Callaert S, Chouaid C, Grandcourt O, Fuhrman C, Thebault A. Quality assurance in hospital : comparative analysis of 3 drug use processes. J Pharm Clin 2000 ; 19 : 143-48

33. Lepinski PW, Thielke TS, Collins DM, Hanson A. Cost comparison of unit dose and traditional drug distribution in a long – term – care facility. Am J Hosp Pharm 1986 ; 43 (11) : 2771-79.

34. Arrêté du 31 mars 1999 relatif à la prescription, à la dispensation et à l'administration des médicaments soumis à la réglementation des substances veinéneuses dans les établissements de santé, les syndicats inter hospitaliers et les établissements médico-sociaux disposant d'une pharmacie à usage intérieur mentionnés à l'article L.595-1 du code de la santé publique. JO n°77 du 1er avril 1999 : 4854

35. Flynn EA, Barker KN, Pepper GA, Bates DW, and Mikeal RL. Comparison of methods for detecting medication errors in 36 hospitals and skilled-nursing facilities. Am J Health Pharm 2002 ; 59 : 436-44.

36. American Academy of Pediatrics. Prevention of medication errors in the pediatric inpatient setting. Pediatrics 2003 ; 112 (2) : 431-36.

37. Pinheiro JMB, Mitchell AL, Lesar TS. Systematic steps to diminish multi-fold medication errors in neonates. J Pediatr Pharmacol Ther 2003 ; 8(4) : 266-273

38. Fortescue EB, Kaushal R, Landrigan CP, McKenna KJ, Clapp MD, Federico F, Goldmann DA and Bates DW. Prioritizing strategies for preventing medication errors and adverse drug events in pediatric inpatients. Pediatrics 2003 ; 111(4) : 722-729

39. Le Quang Trien-Zimmermann L, Brion F, Grassin J. Spécificités et difficultés de la pharmacie hospitalière pédiatrique. Le moniteur hospitalier 1999 ; 121 : 12-21.

40. Pédiatrie. European Journal of Hospital Pharmacy. Volume 9 N°4/2003

41. Jonville AP, Autret E, Bavoux F, Bertrand PP, Barbier P, Gaucher AS. Characteristics of medication errors in pediatrics. A study of 1100 cases. DICP 1991 ; 25(10) : 1113-18.

42. Ballesteros S, Ramon F, Martinez-Arrieta R, Larrotcha C, Cabrera J. Ten years of iatrogenic intoxications from the Spanish poison control center. Vet Hum Toxicol 2003 ; 45 (2) : 93-94.

43. King WJ, Paice N, Rangreg J, forestell GJ and Swartz R. The effect of computerized physician order entry on medication errors and adverse drug events in pediatric inpatients. Pediatrics 2003; 112 : 506-9.

44. Anderson BJ and Ellis JF. Common errors of drug administration in infants. Paediatr Drug 1999 ; 1 (2) : 93-107.

45. Nahata MC. Inadequate pharmacotherapeutic data for drugs used in children : what can be done? Paediatr Drugs 1999 ; 1(4) : 245-9

46. Impicciatore P, Choonara I. Status of new medicines approved by the European Medicines Evaluation Agency regarding paediatric use. J Clin Pharmacol 1999 ; 48 : 15-18

47. Jong T, Van den Anker. Unapproved and off-label use of drugs in a children's hospital. N Engl J Med 2000 ; 343 (15) : 1125.

48. Jong T, Geert W, de Hoog Matthijs, Vulto, Schimmel AG, Kirsten JM, Tibboel D, Vanden Anker JN. A survey of the use of off-label and unlicensed drugs in a dutch children's hospital. Pediatrics 2001; 108 : 1089-93.

49. Jong GW, vander Linden PD, Bakker EM, van der Lely N, Eland IA, Stricker BHC, van den Anker JN. Unlicensed and off-label drug use in a paediatric ward of a general hospital in the Netherlands. Eur J Clin Pharmacol 2002 ; 58 : 293-7.

50. Conroy S, Choonara I, Impicciatore P, Mohn A, Arnell H, Rane A and al. Survey of unlicensed and off label drug use in paediatric wards in European countries. BMJ 2000 : 320; 79-82

51. Antonacci Carvalho PR, Carvalho CG, Alievi PT, Martinbiancho J, Trotta EA. Prescription of drugs not appropriate for children in a pediatric intensive care unit. J Pediatr (Rio J) 2003 ; 79(5) : 397-402

52. Schrim E, Tobi H, de Jong-van den Berg, Lolkje TW. Risk factors for unlicensed and off-label drug use in children outside the hospital. Pediatrics 2003 ; 111 : 291-95.

53. Feal Cotizas B, Barroso Perez C, Carcelen Andres J, Fabrega Bosacoma C, Gallego Lago V, Hidalgo Albert E, Pozas Del Rio MT, Puy Goyache M, Revert Molina Ninirola A, Valverde Molina E, Wood Wood MA. Drug use in neonatology units in 6 Spanish hospitals. Farm Hosp 2003 ; 27 (2) : 69-71

54. Cuzzolin L, Zaccaron A, Fanos V. Unlicensed and off-label of drugs in paediatrics ; a review of the literature. Fundamental and Clinical Pharmacology 2003 ; 17 : 125-31.

55. Bücheler R, Dchwab M, Mörike K, Kalchtaler B, Mohr H, Schröder H, Schwoerer P, Gleiter CH. Off label prescribing to children in primary care in Germany : retrospective cohort study. BMJ 2002 ; 324 : 1311-12.

56. Schirm E, Tobi H, Van den Berg. Unlicensed and off label drug use by children in the community : cross sectional study. BMJ 2002 ; 324 : 1312-13.

57. Jong GW, Eland IA, Sturkenboom MCJM, Van des Anker JN, Stricker BHC. Unlicensed and off label prescription of drugs to children : population based cohort study. BMJ 2002 ; 324 : 1313-14.

58. Aujard Y, Autret E, Lenoir G. Modifications du devenir des médicaments dans l'organisme au cours de la maturation chez l'enfant. Pharmacologie et thérapeutique pédiatriques. Médecine - Sciences Flammarion, édition 1992 : 18-23.

59. Afssaps. Groupes de travail « Besoins en médicaments pédiatriques : le contexte » Avril 2002

60. Steinbrook R. Testing medications in children. New Engl J Med 2002 ; 347 (18) : 1462-70.

61. Inspection générale des Affaires Sociales (IGAS). Les essais cliniques chez l'enfant en France. Rapport n° 2003 – 126

62. Nahat MC. Lack of padiatric drug formulations. Pediatrics 1999 ; 104 : 607-9

63. Fontan JE, Combeau D, Brion F et le groupe pédiatrique de la Société Française de Pharmacie Clinique. Les préparations pédiatriques dans les hôpitaux français. Arch Pédiatr 2000 ; 7 : 825-32

64. Article L.51111.1 de la loi n° 92-1279 du 8 décembre 1992 modifiant le livre V du code de la santé publique et relative à la pharmacie et au médicament. JO n° 288 du 11 décembre 1992

65. Article L5121-1 de la loi n° 2002-1487 du 20 décembre 2002 de financement de la sécurité sociale pour 2003. JO n°299 du 24 décembre 2002

66. Décret n° 82-200 du 25 février 1982 et n°82-818 du 22 septembre 1982 portant application de l'article L. 626 du code de la santé publique relatif à l'usage des substances vénéneuses.

67. Westphal JF, Farinotti R. La prescription médicale informatisée des médicaments, outil de sécurité sanitaire à l'hôpital. Press Med 2003 ; 32 : 1138-46

UNIVERSITE DE NANTES
FACULTE DE PHARMACIE

Année de la Soutenance
2004

Nom – Prénoms : BOURLON Sandra, Martine

Titre de la Thèse : LA IATROGENIE MEDICAMENTEUSE : PROBLEMES SPECIFIQUES A LA PEDIATRIE - ENQUETE AU CHU DE TOURS

Résumé de la thèse :

Devant l'importance du problème de la iatrogénie à l'hôpital, la pharmacie de l'hôpital Clocheville à Tours a mis en place une enquête prospective dans un service de pédiatrie. Ce travail a permis de constater les pratiques au sein du service et d'analyser les différentes causes retrouvées pouvant engendrer des erreurs médicamenteuses.

Si les résultats de cette étude montrent un faible taux d'incidence réelle de la iatrogénie au sein du service ils indiquent les problèmes rencontrés. La pharmacie a ainsi pu cibler les actions à mettre en place notamment concernant les préparations de médicaments injectables et à plus long terme la prescription médicale informatisée. Elle a également permis de souligner l'intérêt d'une présence pharmaceutique au sein d'un service de soins afin de répondre aux attentes des équipes concernant les médicaments.

MOTS CLES : - Iatrogénie   - Pédiatrie
        - Erreurs médicamenteuses   - Prévention
        - Préparations magistrales et hospitalières   - Recommandations

JURY

     PRESIDENT :   M. Christian MERLE, Professeur de Pharmacie Galénique, Faculté de Pharmacie de Nantes

     ASSESSEURS :   Mme Pascale JOLLIET, Professeur de Pharmacologie, Faculté de Médecine de Nantes
M. Daniel ANTIER, Maître de Conférences en pharmacie clinique, Faculté de Pharmacie de Tours
M. Philippe MEUNIER, Pharmacien Hospitalier, Service Pharmacie, Hôpital Clocheville de Tours
M. Patrick THOMARE, Pharmacien Hospitalier, UPCO, Hôtel Dieu, CHU de Nantes

Adresse de l'auteur :   14 rue Dolly
63400 CHAMALIERES

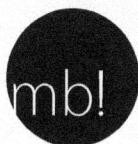

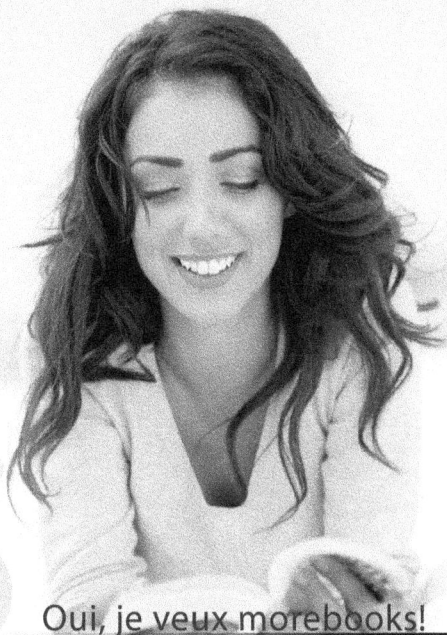

www.ingramcontent.com/pod-product-compliance
Lightning Source LLC
Chambersburg PA
CBHW021115210326
41598CB00017B/1445